不眠とうつ病

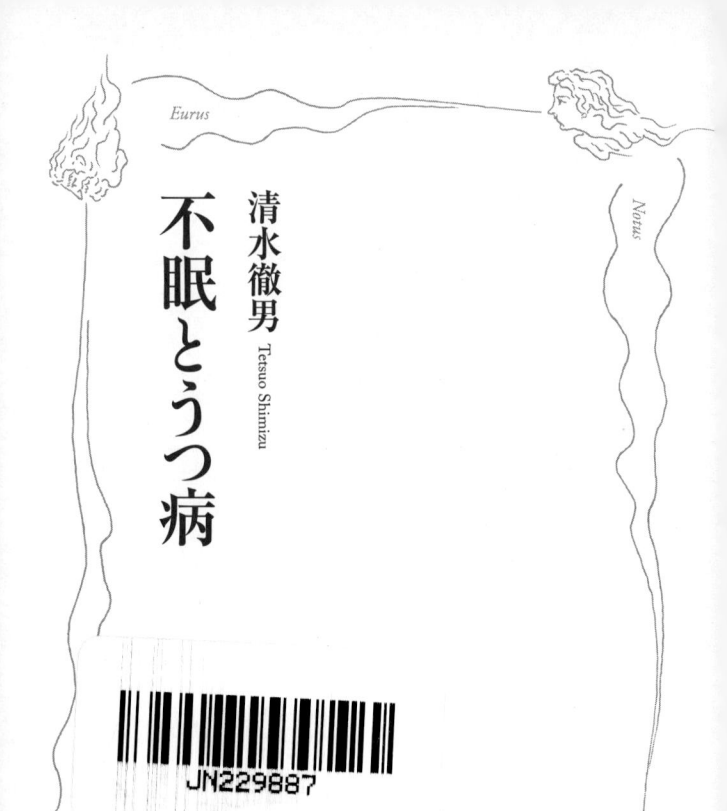

清水徹男
Tetsuo Shimizu

Eurus
Notus
Zephyrus
Bo

岩波新書
1558

はじめに

「お父さん、眠れてる?」というポスターをご覧になった方もいらっしゃると思います。内閣府の自殺予防対策室が行っている「睡眠キャンペーン」のものです。製作者は映画にもなった『ツレがうつになりまして。』の作者、漫画家の細川貂々さん。なかなか印象的なポスターですね。

では、「お父さん、眠れてる?」の問いかけが、なぜ自殺予防の役に立つのでしょう? バブルがはじけてから数年が経過した一九九七年には、北海道拓殖銀行、日本長期信用銀行、山一證券など、優良企業とされてきた巨大企業が次々と破綻に追い込まれました。毎年年末に発表される、その一年を表す一文字が「倒」の字であったことからも、相次ぐ巨大倒産の与えた衝撃の大きさがうかがわれます。

そして翌年、一九九八年から自殺者数は急増し、年間三万人を突破しました。自殺者数はその後、二〇一一年まで一四年連続で三万人を超えました。女性の自殺者数にほとんど変化がな

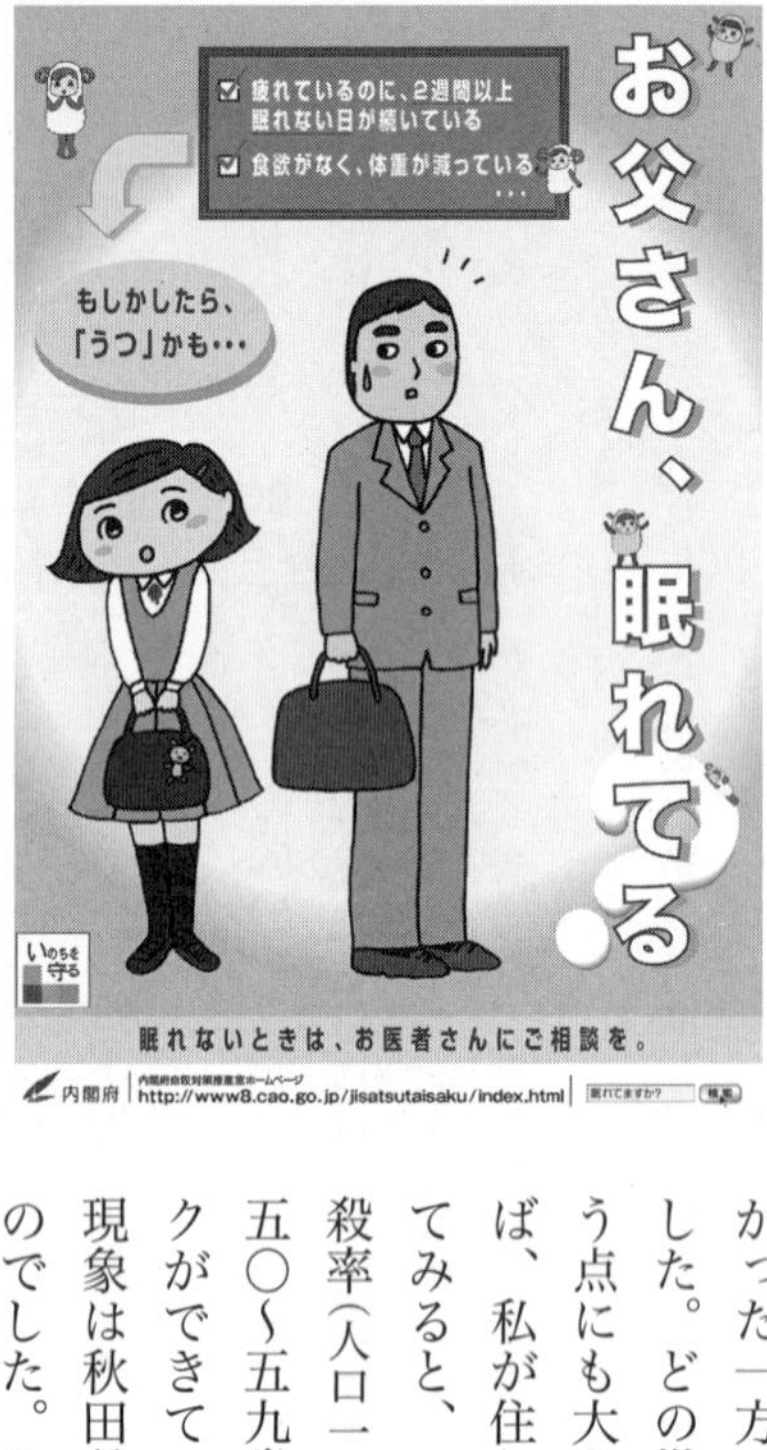
お父さん、眠れてる？
疲れているのに、2週間以上眠れない日が続いている
食欲がなく、体重が減っている・・・
もしかしたら、「うつ」かも・・・
いのちを守る
眠れないときは、お医者さんにご相談を。
内閣府
http://www8.cao.go.jp/jisatsutaisaku/index.html

かった一方、男性の自殺者数は急増しました。どの世代の自殺者が増えたかという点にも大きな特徴があります。たとえば、私が住む秋田県の当時のデータを見てみると、一九九八年を境に、男性の自殺率（人口一〇万人あたりの自殺者数）には、五〇〜五九歳の世代に新たな大きなピークができていたことがわかります。この現象は秋田県のみならず、全国共通のものでした。その五〇代男性の自殺予防をピンポイントの目標としたのが、「睡眠キャンペーン」なのです。

五〇代男性の自殺急増の原因は、不況によるリストラ、失業、経済的困窮など、社会・経済的要因によるものと想定されますが、その詳細な分析は本書の範疇を超えるものなので、これくらいにとどめます。では、なぜ五〇代自殺予防の戦略として睡眠キャンペーンが有効なのでしょう？　自殺は何の前触れもなく起こるものではありません。また、自殺は平常の精神状態で行われるものでもありません。自殺を決行する時点で、その七五％の人に何らかの精神障害がみられます。そして、その約半数を占め、最も多いのが「うつ病」、ないしは「うつ状態」なのです。

ここで問題なのは、うつ病の患者さんのうち、実際に医療機関で治療を受けている人が、四人に一人にすぎないことです。したがって、五〇代男性のうつ病を早期発見・早期受診・早期治療することが、自殺予防の有効な手段となる可能性が高いと考えられます。

この世代の男性は、高度成長を支える「期待される人間像」を目指して頑張ってきた人たちです。仕事に打ち込むこと、社会規範を重んじること、社会福祉に寄与することに最も忠実な世代、いわゆる「企業戦士」の世代に相当します。

本書では後に「悪人のすすめ」の章で詳しく述べますが、「期待される人間像」の特徴は、うつ病の病前性格として長年、日本の精神科医が重んじてきたものとまさに一致しています。

この世代の男性たちは、「モーレツからビューティフルへ」の時代を経て、バブルの崩壊、ITとグローバル化の時代を迎え、苦戦を強いられるようになりました。そこに相次いで巨大企業倒産が起こり、一九九八年以降になるとリストラの嵐が吹き荒れました。

リストラの対象となったのは、給料が高く、企業に新たに要求される技能にうといい、元「企業戦士」である五〇代男性でした。仮にリストラを免れたとしても、安心してはいられなかったと思われます。生き残りをかけてがむしゃらに働く、あるいは、人減らしの副産物である過重労働に追い込まれることになったからです。この世代の多くの男性が強いストレスにさらされ、うつ病に追い込まれたとしても、なにも不思議はありません。そして、その先には自殺の危険が待っているのです。

うつ病は自覚することがとても難しい病気です。まして誇り高い中年男性は、自らをうつ病であるとは夢にも思いません。したがって、自分が病気だと自覚していない中年男性を医療につなげるには、周りの人の気づきが何より必要になります。周りの気づきを受診につなげることができれば、中年男性のうつ病の早期発見・早期治療につながるでしょう。

これからくわしく解説するように、その気づきの手がかりとなる、最もわかりやすい症状が不眠です。しかし、ご主人が眠れていないことに気づいた奥さんが、「あなた、大丈夫?」と声をかけても、「うるさい!」と言って取り合わない方が多いことでしょう。せっかく奥さんが受診を勧めても、素直に応じてくれるご主人は少ないものと思われます。

そこで、もう一度「睡眠キャンペーン」のポスターをご覧になってください。ポスターの中で「お父さん、眠れてる?」と声をかけているのは、娘さんです。さすがのお父さんも、これでは「うるさい！」とは言いにくいでしょう。愛娘が自分のことを心配してくれているのですから……。

受診先はメンタル専門のお医者さんではなく、「かかりつけ医」となっているのも、このキャンペーンの狙いです。心安いかかりつけ医の先生なら、お父さんも受診しやすいでしょう。かかりつけ医の先生も、うつ病について勉強しています。全国の医師会では、かかりつけ医に対する「うつ病の早期発見と対応に関する講習会」を盛んに行っているからです。

とはいえ、メンタルが専門でない先生にとって、「憂うつではないですか？」と患者さんに尋ねるのは不自然でやりにくいと思われます。患者さんの方も、内科の先生にいきなりそんなことを聞かれたらびっくりしますよね。かかりつけ医の先生がうつ病を早期に発見する手がかりは、「二週間以上つづいている不眠」です。「眠れていますか？」という質問ならば、メンタルの専門家ではない、かかりつけ医の先生でも患者さんに聞きやすいでしょう。患者さんの方も、「実は最近、眠れなくて困っているんです」と答えやすいですね。

もし、不眠があれば、かかりつけ医の先生は、うつ病のほかの症状についても問診をすすめ、うつ病である可能性が高い患者さんを見つけることができます。そして、そのような患者さんを上手にメンタルの専門医に紹介することで、うつ病の早期発見・早期治療ができ、ひいてはう意味があるのです。

自殺の予防につなげられるわけです。「お父さん、眠れてる?」のキャンペーンには、こうう意味があるのです。

では、「お父さん、眠れてる?」のキャンペーンには効果があったのでしょうか。それに答えるのは難しいことです。中年男性の自殺者数のピークは二〇〇三年。一方、キャンペーンの開始は二〇一〇年。ちょうどこの年あたりから、自殺者の数がはっきり減少に転じているからです。中年男性の自殺者の減少は、多重債務者や倒産の危機に瀕した事業主への相談・援助事業など、官民を挙げた裾野の広い支援事業が展開された結果であったとも考えられます。

しかし、悩んでいる人に気づく手がかりとしての睡眠キャンペーンの有効性は、何も中年男性に限ったものではありません。内閣府では引きつづき、気づきの主体を「ゲートキーパー」と名づけました。様々な職種の人々がゲートキーパーの自覚をもって、悩んでいる人に気づき、適切な支援に結びつけることを勧めるキャンペーンが展開されています。最近は三〇代の自殺者が増え、昔からあった高齢者の自殺も再び目立ってきました。どの世代の男女であっても、医療が必要な人の発見に「不眠」は非常に有力な手がかりを与えてくれます。

本書ではうつ病を切り口に、不眠について詳しく解説していきます。うつ病は重いテーマですが、眠りの謎とうつ病との関係、不眠が万病のもとになるメカニズム、快眠法、うつ病治療としての睡眠操作などについて、なるべく肩の凝らないように解説するつもりです。

目次

目　次

第1章

なぜ、眠る?

眠らない動物はいない

動物や鳥は眠ります。眠っているときはえさを探すことも、子孫を作ることもできないし、外敵に対して無防備な状態になるにもかかわらず、眠ります。クジラやイルカの仲間は定期的に浮かび上がって呼吸をする必要があります。それでも彼らは眠ります。ただし、左右の大脳が同時に眠ってしまうと、溺れてしまう危険性があります。そのためか、彼らは大脳を片方ずつ眠らせているのです。

グンカンドリは数日にわたって飛びつづけます。彼らは飛びながら眠ることができるのでしょうか。その答えは不明ですが、クジラのように大脳を片方ずつ眠らせている可能性が考えられています。実際、ツバメやアヒルでは短時間、片側の大脳が眠ることが観察されています。面白いことに、そのとき、鳥は片目だけ開けているのだそうです。もっと下等な生き物ほとんどすべてにも、眠りに相当する時間の存在することがわかっています。

では、動物や鳥がそこまでして眠るのは、なぜなのでしょう。じつは目下のところ、その理由はよくわかっていないのです。

眠りは何のために？

眠りは、目が覚めているときに蓄積した体と脳の疲労を回復させるものである、といわれます。ただし、そういう常識的な観点では、最も短いウマ（三時間）から、最も長いアルマジロ（一七時間）まで、種によって一日の睡眠時間に大きな差があることをうまく説明できません。

こうした種による睡眠時間の極端なばらつきを説明する仮説として、「エネルギー保存説」があります。ただし、イルカ（一〇時間）など、睡眠中も動き続ける水棲哺乳類が存在することは、この仮説と矛盾します。この場合はエネルギー保存以外の睡眠の役割、たとえば、脳の休息を考えなければならないでしょう。

エネルギー保存説にも、二つのバージョンがあります。ひとつは、「睡眠＝カロリー消費減少によるエネルギー保存説」です。眠っているときには、目覚めていて安静にしているときと比べて、カロリー消費がさらに減少します。このことは、とくに体温を維持する上で重要なことです。活発に動くことができず、カロリーを少量しか獲得できないアルマジロの睡眠時間（一七時間）や、栄養価の低いユーカリの葉だけを食べるコアラの睡眠時間（一四・五時間）が長いことは、「睡眠＝カロリー消費減少によるエネルギー保存説」とよく符合します。とはいえ、ヒトでは睡眠中のエネルギー節約は安静時に比べて、せいぜい五〜一一%と見積もられており、さほど大きなものではありません。

ところで、カロリー消費が最も低下する状態としては冬眠が有名ですね。「冬眠」というくらいですから、さぞや深い眠りであろうと考えられていましたが、それは間違いのようです。冬眠から覚めた動物は、長時間覚醒し続けたあとの場合のように、むしろ長時間眠ることが確認されているのです。どうやら冬眠は、深い眠りとは違うもののようです。

エネルギー保存説のもう一つのバージョンは、「睡眠=強制安静によるエネルギー保存説」です。大きい動物に比べて小さい動物は、体重に比べて体表面積が大きいため、熱が逃げやすい特徴があります。そのため、小さい動物ほど基礎代謝率が高くなっています。基礎代謝率と各動物種の睡眠時間との間には高い相関が見られます。また、小さい動物ほど、体重あたりの必要カロリーと、活動に伴うエネルギーコストが高い特徴があります。

「睡眠=強制安静によるエネルギー保存説」は、これらの特徴をもとに、睡眠はカロリー消費量を各動物種に適した「カロリー予算」の範囲内に収めるためのリミッターとして働くと考える説です。体温維持に必要なカロリー、食餌から摂取可能なカロリー、食餌摂取その他に費やされるカロリーなどは、種によって、また環境によって固有の範囲に決まってきます。これがカロリー予算です。活発に活動してカロリー消費量が高まると、眠気が襲ってきてたくさん眠り、カロリーの出し入れが予算内に保たれるという理屈です。

ただし、エネルギー保存説のみでは、各動物種の睡眠時間のばらつきの半分ほどしか説明できません。また、進化の道筋で近縁の種同士の睡眠時間を比較したとき、体重や基礎代謝率と睡眠時間の関係は目立たなくなってしまいます。すなわち、エネルギー保存説よりも、遺伝子を含む各動物種の特性の方が、睡眠時間をより強く規定している可能性が高いのです。

あるいは、睡眠時間は各動物種の生態の違いに従って別々の要因で決まってくる、と考える方が適切なのかもしれません。エネルギー保存がもっぱら優先される動物は、特に小さい動物では多いでしょう。食餌をあさるために長い時間がかかる動物の睡眠時間は短くなります。食餌をとるのに不向きな時間帯にうろつくと、かえって捕食される危険が大きくなるなら、その動物種にとってその時間帯は眠って過ごす作戦がとられるでしょう。

アミロイドの目覚め

最近になって睡眠の役割に関する新たな重要な発見が相次いで報告されてきました。そのいずれもが、アルツハイマー病の原因と考えられているアミロイドβ蛋白に関連しています。アミロイドβ蛋白が溶けにくい形に切り出されて脳内に溜まり、沈着することでアルツハイマー病は始まると考えられています。

まず、二〇〇九年にKangらは、ネズミの脳の中ではアミロイドβ蛋白が覚醒時に溜まり、睡眠時に減ることを見いだしました。さらにネズミの睡眠を剥奪すると、アミロイドβ蛋白の低下が見られなくなるのです。そして、それが脳組織に実際に析出して沈着することまでわかっています。彼らの実験では、プールの中央に小さな丸い舞台のような足場を設置して、その上にネズミを置いて眠らせないようにしました。プールの中の小さな足場に置かれるとネズミはぬれることを嫌うので水中に落ちることを恐れて眠れなくなるのです。ネズミの眠りの時間帯はもっぱら昼間です。そこで、昼間の時間帯に眠りを妨げられたネズミと、夜の時間帯に眠りを妨げられたネズミとをそれぞれ解剖して、脳のいろいろな部位でアミロイドβ蛋白の沈着の程度を比較しました。その結果、睡眠妨害により脳のさまざまな部位(嗅球、梨状皮質、嗅内皮質、大脳皮質)で、アミロイドβ蛋白の沈着の程度が増加していることがわかったのです。

人間でも、脳脊髄液(脳と脊髄が浸っている液体のこと)のアミロイドβ蛋白の濃度は、覚醒している昼間に高く、眠っている夜間に低いことが示されています。つい最近のことですが、Xieらの研究によると、睡眠中は覚醒時に比べて、脳の実質中で自由に髄液が往来できる空間が広がること、前頭葉にアミロイドβ蛋白を注入したときに、その排泄が速やかであることが見いだされています。

以上をまとめると、どうやらアミロイドβ蛋白は脳が活発に働いている時間、すなわち覚醒時に次第に溜まってくるものであり、脳の実質の中で髄液が自由に動ける空間を増やして、溜まったアミロイドβ蛋白を汲み出し排泄するためには、睡眠が必要であること、睡眠を妨害するとアミロイドβ蛋白が増えて実際に脳実質に析出して沈着すること、人間でも同じような現象が起こる可能性があること、などがわかってきたのです。

以上の知見をふまえて、英国の科学雑誌ネイチャーでは、二〇一三年、「アミロイドの目覚め」と題する特集記事を掲載しました。睡眠障害は、アルツハイマー病などの神経変性疾患の早期症状である可能性があることにとどまらず、睡眠障害がそもそも神経変性疾患をもたらすのではないかというのが、その要旨です。

二〇一四年のOomsらの論文によると、四〇〜六〇歳の正常な知能をもつ人では、夜間の眠りの後、朝には髄液中のアミロイドβ蛋白の一種、アミロイドβ蛋白42が、眠る前に比べて低下することが示されています。この点は、さきに紹介したネズミの実験結果と同じです。

ところが、一晩徹夜すると、この低下が認められなくなることがわかりました。認知症の最も大きな原因疾患であるアルツハイマー病は、脳疾患の結果として睡眠が障害されるものと考えられてきました。それが、以上のような研究と、さまざまな疫学研究にもとづいて、睡眠障害が認知症発症の危険因子である可能性について、真剣に議論されるようになってきたのです。

科学研究の工場

「なぜ、眠る?」という問題には、まだまだ答えが出ていないというのが現状です。しかし、睡眠科学の最も重要な謎を解明するための新しい野心的な研究機関が、筑波大学に誕生しました。国際統合睡眠医科学研究機構(International Institute for Integrative Sleep Medicine)、略してIIIS(トリプル・アイ・エス)がそれです。

IIISは、世界トップレベル研究拠点プログラム(WPI)の一つとして二〇一二年に発足しました。WPIは、二〇〇七年から文部科学省の事業として開始されたものです。「そこでぜひ研究したい」と世界から第一線の研究者が多数集まってくるような、優れた研究環境ときわめて高い研究水準を誇る「目に見える研究拠点」の形成を目指すものです。潤沢な研究資金を用いて、世界の睡眠科学をリードする研究を行うことがその使命です。

そのIIISを率いるのは、柳沢正史教授です。柳沢教授は、覚醒をもたらす重要なペプチド、「オレキシン」の発見者の一人です。また、オレキシンの遺伝子を失活させたマウスが、ヒトの過眠症の代表疾患である「ナルコレプシー」のモデル動物となることを見いだした、国際的に高名な研究者です。オレキシンとナルコレプシーについては、あとで改めて解説しましょう。

IIISは、いわば「多国籍企業」です。睡眠科学の専門家のみならず、創薬の権威や、時計遺伝子と関連の深い代謝・内分泌の専門家、遺伝子工学の専門家などからなる「混成旅団」であるという特徴もあります。その中に、柳沢教授が率いる未来科学の工場のような巨大な研究室があります。柳沢研究室では多くのマウス(雄)に突然変異を起こさせる薬を投与していますす。そして、その脳波を片っぱしから自動解析して、睡眠・覚醒がおかしいマウスを見つけ出します。遺伝子に突然変異が生じた結果、低い確率ではありますが、睡眠・覚醒の異常をもつマウスができたら、それを確実にとらえるためです。

毎週、八〇匹以上のマウスに脳波を記録するための電極を植え込み、その睡眠・覚醒を連続五日にわたって記録し、すでに五〇〇〇匹以上のマウスについて睡眠・覚醒のデータを得たとのことです。あの小さなマウスの頭に脳波記録用の電極を植え込んで脳波を記録するためには、大変な労力と技術、資金を必要とします。さらにその膨大なデータについてコンピュータを用いてリアルタイムで自動的に解析し、睡眠・覚醒と各睡眠段階の出現様式を明らかにするというSFのような工程が日夜続けられているのです。まさに未来的で巨大な科学研究の工場ですね。

さて、睡眠・覚醒について異常のある雄マウスを見つけたら、そのマウスを突然変異のない同種の雌マウスと掛け合わせます。そして、その仔マウスのうちから、親の雄マウスと同様の異常な睡眠・覚醒パターンを示す個体を見つけます。そのような個体が見つかるということは、優性遺伝する遺伝子によって異常な睡眠・覚醒パターンがプログラムされていることを示していいます。これはさらに、異常な睡眠・覚醒パターンが親から子へ五〇%の確率で伝えられることを示しています。

目下のところ、五〇〇〇匹のマウスから一〇種類の優性遺伝を示す異常睡眠のマウスの家系が得られたということです。これらのマウスには睡眠時間が極端に長いもの、極端に短いもの、レム睡眠(後述)の起こり方に異常のあるものなどが含まれています。現在、突然変異が生じた遺伝子を同定する研究が進められています。その遺伝子が判明すれば、睡眠・覚醒に果たすその役割が解明され、さらには睡眠・覚醒のメカニズムが明らかになるでしょう。

この研究手法は、従来、ショウジョウバエを使って行われてきた、活動・休息リズムの研究の発展形といえます。ショウジョウバエでは脳が未発達なので、哺乳類のように脳波によって睡眠と覚醒、ノンレム睡眠とレム睡眠を区別できません。しかし、睡眠・覚醒に相当する活動・休止パターンには、哺乳類と同様の概日リズム（後述）が見られます。

ショウジョウバエは繁殖も容易ですし、世代交代も速いので、異常な活動・休止パターンを規定する遺伝子を決定するのが容易です。行動観察のみで、異常なリズムを示す個体を見つけられるので、マウスに比べると実験をはるかに容易に進めることができます。実際、目下素晴らしい進歩をつづけている生体リズムに関わる「時計遺伝子」の研究は、ショウジョウバエで同定された時計遺伝子の解明に負うところが大きいのです。なぜなら、時計遺伝子は種の違いを超えた普遍性の高い遺伝子なので、ショウジョウバエでも、哺乳類でも、DNAレベルでの共通性が極めて高いからです。そのおかげで哺乳類時計遺伝子が次々と見いだされてきました。

ただし、睡眠・覚醒や、レム睡眠のメカニズムとなると、ショウジョウバエの実験ではその解明は不可能です。そこで、脳が十分に進化してレム睡眠とノンレム睡眠がはっきりと区別できる、哺乳類を使った研究がどうしても必要になるのです。

質の異なる二つの睡眠

ヒトを含む哺乳類には、質的に異なる二種類の睡眠があります。それが、レム睡眠とノンレム睡眠です。くわしくは、後ほど述べる「眠りを計る」の章をご覧ください。ここでは、それぞれの睡眠の特徴について、脳波の波形をもとに解説しましょう。

図1-1をご覧ください。ノンレム睡眠は普通の眠りであり、浅い方から深い方にかけて四つの段階があります。段階4が最も深い眠りで、昏睡状態のときの脳波のような遅い大きな振幅の「睡眠徐波」と呼ばれる脳波が大量に出現します。脳波の周波数が低く、振幅が高いことは脳の電気活動が同期していることを反映します。すなわち、脳全体で均一に近い活動が生じていることを示しています。言い換えれば、脳の働きが全般に低下していることを示しています。

最も浅い眠りである段階1では、振幅の低いさまざまな周波数からなる脳波が見られます。これは脳の活動がまだ十分に低下していないことを示しています。段階2では、紡錘状の形をした「睡眠紡錘波」が、段階3では段階4ほど大量ではありませんが、「睡眠徐波」が脳波に現れます。眠っている人を起こすのに必要な刺激の強さは、睡眠段階が深いほど大きいという特徴があります。最も深い眠りである段階4の時には骨格筋へのブレーキはかかっておらず、

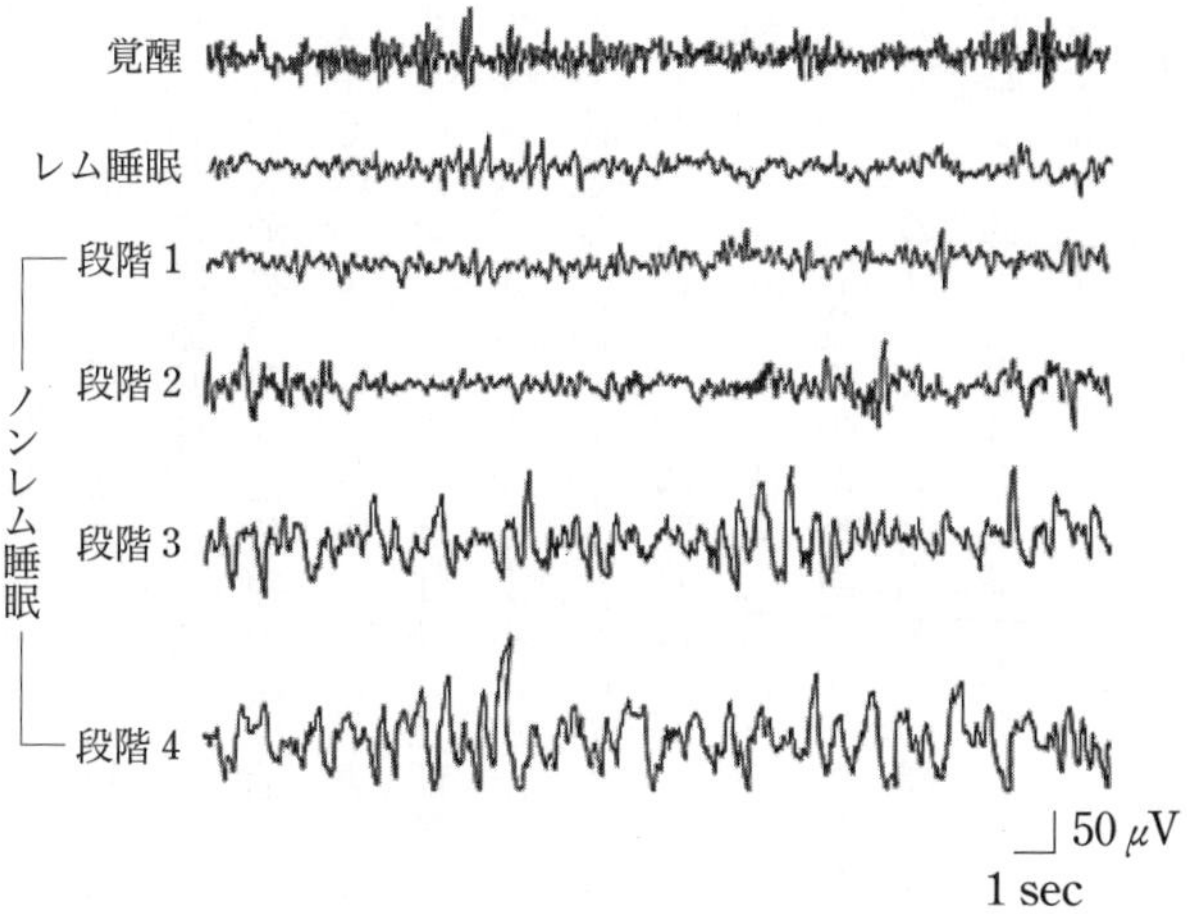

図 1-1　脳波に現れる睡眠の特徴.

寝返りや体動が見られます。寝入りばなの時のゆっくりとした左右への振り子様の眼球運動を除くと、ノンレム睡眠のときには眼球は動きません。

一方、レム睡眠の時期の脳波は最も浅い眠りであるノンレム睡眠の段階1のそれに似ています。すなわち、脳はかなり活発に活動しているのです。ただし、目覚めさせるのに必要な刺激の強さはノンレム睡眠の段階2〜3に匹敵します。レム睡眠の時期には感覚器の感度を積極的に落としているのです。さらに、骨格筋にも強力なブレーキが働いています。

レム睡眠の最も大きな特徴は、その時期に鮮明で活発な夢をみているということです。また、急速な眼球運動がみられるのもこの時期の特徴です。実は、レム睡眠の発見はノンレム睡眠よりも遅い、一九五三年のことでした。夜中や明け方に脳波から見ると浅い睡眠に見えるにもかかわらず、目覚めさせようとすると強い刺激がいる奇妙な睡眠状態があることはわかっていました。「逆説睡眠」と呼ばれていたのですが、この逆説睡眠の時期に急速な眼球運動が現れることが後に判明し、Rapid Eye Movement の頭文字を取って「レム睡眠」と命名されたのです。それ以降、レム睡眠以外の普通の睡眠を一括して「ノンレム睡眠」と呼び、二種類の睡眠か明確に区別されるようになりました。急速な目の動きは、赤ちゃんならまぶたが薄いので肉眼でも見ることができますよ。おまけに、赤ちゃんでは眠りの約半分(成人では四分の一程度)がレム睡眠からなっています。

人間の場合、一晩の眠りはノンレム睡眠で始まります。最も浅い段階1から段階4へと進み、眠り始めてから六〇～九〇分ほど経って、最初のレム睡眠に入ります。このレム睡眠は一五～二〇分くらい続くのが特徴です。これがワンセットの眠りになります。その後は約九〇分の周期で、このワンセットが四～五回繰り返されます。一晩の初めほどノンレム睡眠のうちでも深い眠りである段階3と段階4が多く出現し、朝の起床時刻に近づくほどレム睡眠の持続時間が長くなります。

夜間に四、五回、レム睡眠に入るのですから、その時の夢を覚えていてもよさそうなものですが、夢をみた後に深いノンレム睡眠に移行してしまうので覚えていることが少ないのです。一方、明け方にはレム睡眠の持続が長くなりますし、ノンレム睡眠は浅くなるので、夢を覚えていることが多いわけです。

ナルコレプシー

「ナルコレプシー」について解説することで、現在の睡眠科学と睡眠医療の様子が浮き彫りになります。ちょっと専門的な話になるので、しんどいかもしれませんが、しばらくお付き合いください。

皆さんはナルコレプシーという病気をご存知でしょうか？　繰り返し耐えがたい眠気に襲われ、居眠りを繰り返してしまうという「過眠症状」「睡眠発作」と、笑う、怒る、びっくりするなどの強い感情の動き(情動)により引き起こされる一時的な脱力の発作、すなわち、「情動性脱力発作」を主症状とする不思議な病気です。

私が治療を担当した症例をご紹介しましょう。患者さんは一八歳の男子高校生でした。病院には急に体の力が抜ける「発作」で困って受診なさいました。中学二年生の頃から昼間に耐えられない眠気が出るようになりました。授業中によく居眠りをするのですが、夜更かしのせいと思い、あまり気に留めていませんでした。

ところが、中学三年生の頃から、笑ったり、怒ったりすると顎が落ちる、顎だけではなく、膝腰の力も抜けて、その場にくずおれるという不思議な「発作」が起こるようになりました。発作のために横になっているときにも意識はハッキリしていて、周囲の出来事はすべて覚えているとのことでした。そのうち、感情を押し殺すと「発作」をかなり減らせることに気がつき、それが癖になってしまったといいます。高校生になり、バレーボール部に所属し、レギュラー選手として活躍するのですが、「表情のない不気味なやつ」との理由で仲間のうちで人気はないとこぼしていました。おかげで、ついたあだ名は「ゴルゴ13」です。

授業中の居眠りはもちろんのこと、クラブのミーティングの時や、試合の最中の休憩時間、試験中にも居眠りをしてしまい、成績が下がったとのことで、脱力の発作に加えて眠りの発作をなんとかなくしたいという動機から私の科を受診しました。

ナルコレプシーの患者さんは、退屈な会議の最中はもちろん、食事中、恋人との語らいの時間、大事な試験中など、普通なら考えられない状況でも居眠りをします。居眠りの長さは一〇分から二〇分程度のことが多く、目覚めたときには眠気がとれてすっきりとした爽快感があります。ところが、二、三時間もたつと、また耐えがたい眠気と居眠りにおそわれてしまうのです。べったりと一日じゅう続く眠気ではなく、メリハリのある眠気とでもいいましょうか。

情動性脱力発作は、笑う、怒る、びっくりするなどの情動によって引き金をひかれます。軽いものでは、顎が下がる、身体の一部、例えば腕、腰や膝の力が抜けるといった程度のものですが、重症の場合には、その場に崩れ落ちるように倒れてしまいます。脱力の持続は短く、通常は数秒から数分です。脱力発作の最中の患者は、しゃべることはできなくとも、意識は完全に正常で、周囲の出来事をすべて了解していて、それを覚えています。

ナルコレプシーの患者さんによくみられる他の症状としては、睡眠麻痺と入眠時幻覚があります。睡眠麻痺とは、俗に言う「金縛り」のことです。患者さんは寝床に入って間もなく、まだ眠ってはいないと自覚している時期に、全身の力が抜け、声も出せないという体験をします。入眠時幻覚は、睡眠麻痺と同時に体験されることもありますが、やはり寝床に入って間もなく、まだ眠ってはいないと自覚している時期に体験する幻覚です。姿や声が聞こえるわけではないが、ありありと人の気配を感じる、階段を上がってくる足音が聞こえる、窓が開いてカーテンがなびき、白い人影が音もなく忍び寄ってくる、その人影が身体の上に馬乗りになって首を絞めてくる、助けを求めるが声が出ない、などといった、通常は恐怖感を伴った幻覚が多いようです。ただし、なかには、魔法の絨毯に乗って世界中を旅するといった楽しい体験をなさる方もいらっしゃいます。

発症は一〇代であることが多く、発症後は症状の強さや頻度に変動はあっても生涯持続する病気です。男女差はありません。一〇〇〇～二〇〇〇人に一人程度の患者さんがいると見積もられています。実際にはもっと多いかもしれません。決して稀な病気ではありませんが、あまり知られていない病気なので、診断・治療されずに放置されている患者さんも少なくないと思われるからです。家系内に同じ病気の方がいらっしゃることは少ないとされています。

「金縛り」はなぜ起きる？

不思議な症状ばかりですが、これらの症状を睡眠の生理学の知識をもとに説明しましょう。まず、過剰な眠気と居眠りですが、その原因については「オレキシン」という神経ペプチドとの関連で後に述べます。もう一つの主要症状である情動性脱力発作は、完全に目覚めている時期に起こります。そのため、麻痺が起こって体を動かすことも、しゃべることもできないような発作中にも、周囲の出来事や、自分の身体の状態をはっきりと認識し、それを記憶していられるのです。

では、この麻痺は何によるものなのでしょうか。夢見の睡眠であるレム睡眠の特徴を思い出してください。レム睡眠の時期にはどんなに激しい行動を伴う夢を見ていても、小さなピクつきを除いて身体は動きません。レム睡眠の時期には全身の骨格筋にブレーキが働いているためです。このブレーキが大きな感情の動きによって誤作動を起こして、覚醒時に働いてしまうのが情動性脱力発作の正体であろうと考えられています。

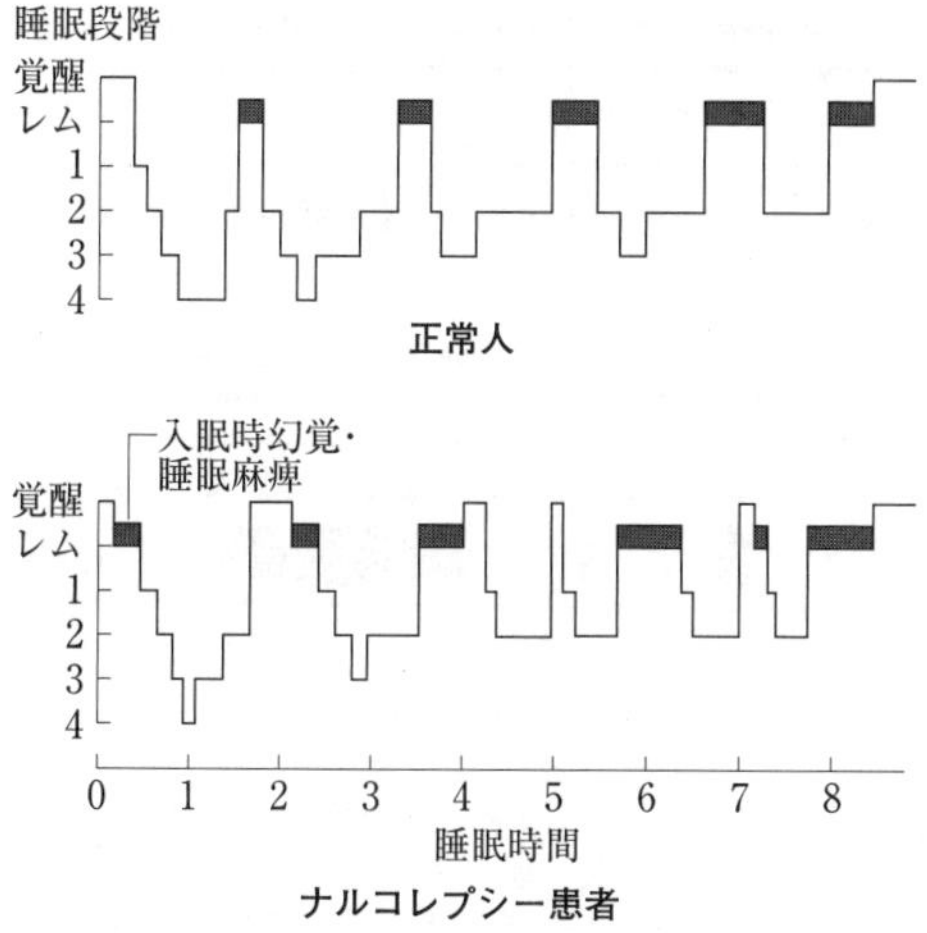

図 1-2　睡眠麻痺と入眠時幻覚のメカニズム.

では、睡眠麻痺と入眠時幻覚はどうして起こるのでしょうか。図1-2をご覧ください。正常人では、先にも述べたように、入眠後一時間から一時間半つづくノンレム睡眠の後に初めてレム睡眠が現れます。ところが、ナルコレプシーの患者さんでは、このレム睡眠が寝ついて間もなく、いきなり生じてしまいます。そこで患者さんは目覚めていると自覚しているときにレム睡眠の骨格筋に対するブレーキと、夢を体験することになります。それが睡眠麻痺と入眠時

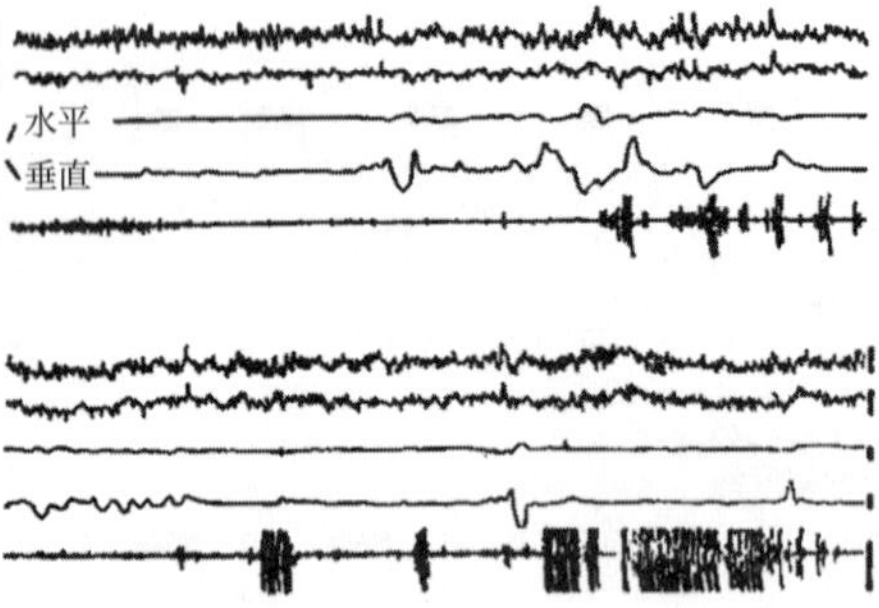

図 1-3　睡眠麻痺と入眠時幻覚が生じた際の睡眠ポリグラフ記録.

幻覚をもたらすのです。

入眠後一五分以内に出現するレム睡眠を「入眠時レム睡眠期」と呼びます。睡眠麻痺と入眠時幻覚は、入眠時レム睡眠期のうちでも、入眠後五分以内に出現するレム睡眠に伴うことが一般的です。

図1‐3は、実際に睡眠麻痺と入眠時幻覚が生じた際の睡眠ポリグラフ記録です。脳波に覚醒を特徴づけるアルファ波が続くパターンからこの記録は始まりますが、アルファ波が消えると直ちに急速眼球運動が出現し、筋電図はピクつきを除いて平坦になっています。すなわち、入眠後数秒でレム睡眠に突入しているのです。

ところで、読者の皆さんの中にも入眠時幻覚を経験なさった方がいらっしゃると思います。若者、とりわけ女性ではその四割以上の方が、いわゆる「金縛り」として睡眠麻痺を体験していることがわかっています。ただ、ご安心ください。この不思議な体験は、霊感が強いからでは決してなく、レム睡眠という科学の言葉で説明できるものなのです。とくに、寝不足や不規則な生活が続いているときに起こりやすいので、ご注意ください。睡眠麻痺と入眠時幻覚はレム睡眠の現象ですし、情動性脱力発作もレム睡眠と密接な関連をもつ症状です。これらを一括してナルコレプシーの「レム睡眠関連症状」と呼びます。

睡眠時間を確保しているにもかかわらず、昼間に過剰な眠気と居眠りがあり、かつ、明らかに情動性脱力発作があるようなら、それだけでナルコレプシーの診断を下すことができます。客観的に眠気の程度を調べる検査として、ＭＳＬＴがあります。詳しくは第3章で紹介しますが、ＭＳＬＴは、睡眠・覚醒段階を判定するための電極を装着して、二時間おきに昼間四、五回の午睡をとってもらい、眠り込むまでの時間（入眠潜時）を測定する検査です。平均入眠潜時が八分以下の時に「過剰な眠気がある」と診断します。

ナルコレプシーの患者さんでは平均入眠潜時は五分以下のことが一般的です。また、入眠時レム睡眠期、すなわち、入眠後一五分以内に出現するレム睡眠が現れることが特徴的です。明らかな情動性脱力発作がみられなくとも、平均入眠潜時が八分以内であり、かつ、ＭＳＬＴで四、五回の午睡のうち二回以上、入眠時レム睡眠期がみられたら、ナルコレプシーの確定診断が下されます。ＭＳＬＴの検査中に入眠時レム睡眠期が現れますと患者さんが睡眠麻痺、入眠時幻覚を実際に体験していることもよくあります。

もう一つの武器

ところで、ナルコレプシーの診断に関係したもう一つ大きな武器があります。それはヒト主要組織適合抗原、すなわち、リンパ球の血液型（ＨＬＡ）のうちの特定のタイプ（ＨＬＡ-ＤＲ２／ＤＱ１）が九割以上の患者さんで陽性であることです。この事実の発見は故本多裕博士によるものです。ただし、ＨＬＡ-ＤＲ２／ＤＱ１を持つ人は、日本人には三分の一近くいますので、それのみでは診断が確定するわけではありません。

ＨＬＡは移植の際の拒絶反応や免疫に非常に深い関係をもっています。とくに、「自己免疫疾患」といって自分の身体に存在する物質に対する免疫反応が起こる疾患では、その個々の疾患と特定のＨＬＡのタイプが密接な関係をもつことが知られています。例えば、自己免疫疾患の代表である関節リューマチの場合は、ＨＬＡ-ＤＲ４の陽性率が約七割（一般では三割程度）に上ります。したがって、ＤＲ２が患者さんの九割以上で陽性であるナルコレプシーが自己免疫疾患である可能性は極めて高いのですが、いまだにその証拠は見つかっていません。興味深いことに、二〇〇九～一〇年、ヨーロッパでH1N1型豚インフルエンザが流行した際に、その予防ワクチンを接種された子どもでは、ナルコレプシーの発症率が約一〇倍に高まったことが報告されています。間接的にではありますが、ナルコレプシーと免疫には何らかの関連があることが示されたのです。

治療についてですが、規則正しい睡眠・覚醒習慣を守ること、昼休みに仮眠をとることなどの生活指導に加えて、過剰な眠気と居眠りに対する薬物療法と、レム睡眠関連症状に対する薬物療法があります。過剰な眠気と居眠りに対しては中枢神経刺激薬と呼ばれる薬物が有効です。以前は「リタリン」という商品名で知られるメチルフェニデートがもっぱら処方されていました。ご存知の方もいらっしゃると思いますが、リタリンには覚醒剤に似た薬効があります。そのことから、ナルコレプシーの患者さん以外の人たちの間で依存や乱用の問題が生じて、一時世間を騒がせました。

最近ではリタリンよりも副作用が少なく、依存の生じにくい薬物（モディオダール）が第一選択薬として処方されるようになりました。リタリンは第一選択薬が無効な時に、登録された医師にのみ処方が許される薬物となったので、その処方量が激減し、依存や乱用の問題は沈静化しました。ただし、リタリンの処方を求めてナルコレプシーを装って来院する偽患者も一時いました。しかし、睡眠ポリグラフ検査とMSLTという客観的な検査手段がありますので、睡眠医療の現場が大混乱になることはなかったようです。

オレキシンとナルコレプシーの関係

細胞の表面には特定の物質や刺激をキャッチして、その情報を細胞内に伝えるアンテナの役割を果たす構造があります。それを「受容体」と呼びます。神経細胞の間の情報伝達を取り持つ神経伝達物質の受容体、ホルモンの受容体、光やにおい、味覚の受容体など、様々なものがあります。受容体は蛋白、すなわち受容体蛋白によって構成されています。受容体蛋白は、細胞膜を貫く構造をしていて細胞の外に突き出ている部分がアンテナの役割を、細胞内に顔を出す部分が細胞内のいろいろな装置に情報を伝える役割を果たします。

しかし、受容体蛋白の特徴を持つ蛋白のうちには、そのキャッチする信号が不明なものも少なくありません。これらは「オーファン受容体」(孤児受容体)と呼ばれています。これらに結合する薬物の中から医薬品の候補が見つかる可能性があるとして、創薬の面からも注目されているものです。受容体にはいろいろな種類がありますが、細胞内でG蛋白と呼ばれる蛋白に情報を渡す一連の受容体は「G蛋白質共役型受容体」(GPCR)と呼ばれます。受容体のうちでは最も種類の多いものですが、共通して受容体蛋白が細胞膜を七回貫通するという特徴があります。柳沢教授らはGPCRの特徴を持つオーファン受容体蛋白のひとつについて、そのシグナルとなる生体内の物質を見つけ出すことに成功しました。これは非常に難易度の高い研究です。その物質が「オレキシン」という神経ペプチドだったのです。神経ペプチドとは、神経伝達物質の機能を持つペプチドです。ペプチドは蛋白同様、アミノ酸で構成されますが、蛋白と比べて小さいものです。したがって、オレキシンをコードする遺伝子があります。その遺伝子から「プレプロオレキシン」というペプチドがつくられ、それが切り出されてオレキシンAとオレキシンBという二つのペプチドになります。いずれも神経ペプチドとしての機能を持ちます。

オレキシンは視床下部の摂食中枢の近くに散在する神経細胞に特異的に存在しています。また、オレキシンを動物の脳室内に投与すると、覚醒がもたらされ、摂食行動が誘発されます。そこでこのペプチドは、ギリシャ語で食欲を表す「オレキシス orexis」にちなんで、「オレキシン orexin」と命名されました。

ところが、オレキシンをコードする遺伝子を働かなくした(ノック・アウトした)マウスは、急に動かなくなったり、眠り込むことが見いだされたのです。この不動が脱力発作に、眠り込むのが睡眠発作に相当するものであることに気づいた柳沢教授は、一九九九年に、マウスのオ

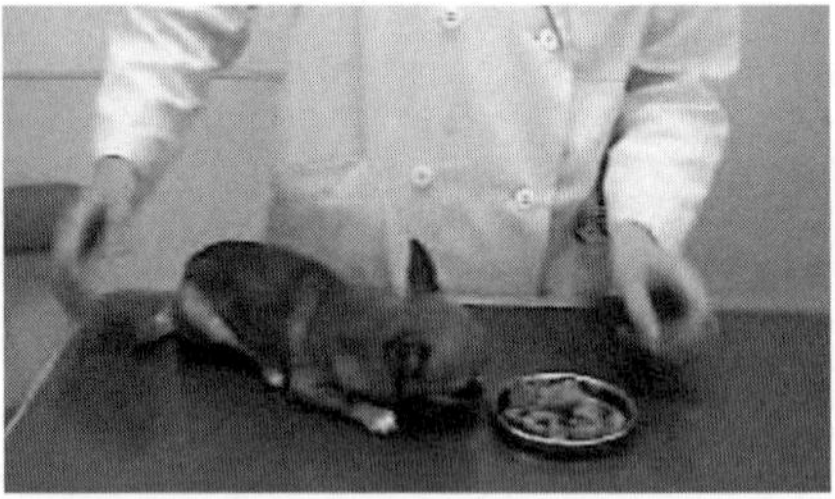

図 1-4　ごちそうを見ると腰が抜けてしまうナルコレプシー犬.

レキシン遺伝子をノック・アウトするとナルコレプシーの動物モデルができると、著名な科学雑誌である「セル」に発表しました。

一方、アメリカのスタンフォード大学では、常染色体劣性遺伝で発症する犬(ドーベルマン)のナルコレプシー家系を維持し、その原因遺伝子を追求していました。同大学のミニョー教授と西野精治教授は、ナルコレプシーがオレキシンの受容体の遺伝子異常に関係があることを突き止めて、「セル」の同じ号で発表しました。

では、ヒトのナルコレプシーの場合、オレキシンの関与はあるのでしょうか。ナルコレプシーの動物モデルの場合とは異なり、ヒトのナルコレプシー患者ではオレキシンをコードする遺伝子や、オレキシンの受容体蛋白をコードする遺伝子の異常の関与はほとんどありません。しかし、正常人の脳脊髄液ではオレキシンがある値以上存在するのに対し、大多数のナルコレプシーの患者さんの脳脊髄液でオレキシンがほとんど検出されないことが、西野教授らによって発見されました。さらに、亡くなられたナルコレプシーの患者さんの脳では、オレキシンをつくる神経細胞が見つからないこともわかったのです。

以上を総合すると、ナルコレプシーの患者さんでは特定のＨＬＡが陽性であること、ワクチン接種によってナルコレプシー発症のリスクが高まることを加味すると、何らかのきっかけによってオレキシンをつくる神経細胞のみを選択的に破壊する自己免疫反応が起こることが、ナルコレプシーの原因である可能性が高いと思います。

ところで、スタンフォード大学のナルコレプシー犬はオレキシンの受容体に突然変異があるドーベルマンでした。実は日本にもナルコレプシー犬がいます。図1-4は、獣医である戸野倉雅美博士にご提供いただいたナルコレプシーを発症したチワワ犬の写真です。この犬は普段より上等のドッグフード、すなわち「ごちそう」を目の前にすると、喜びのあまり腰が抜けてしまいます。興味深いことに、この犬では髄液のオレキシンが測定閾値以下に低下していることが証明されています。すなわち、ヒトと同じ機序でナルコレプシーを発症している可能性が高いのです。犬に限らず、他の動物でもナルコレプシーは生じるようです。皆さんのご家庭のペットは、喜んだ時に腰が抜けることはありませんか？　注意して見てあげましょう。

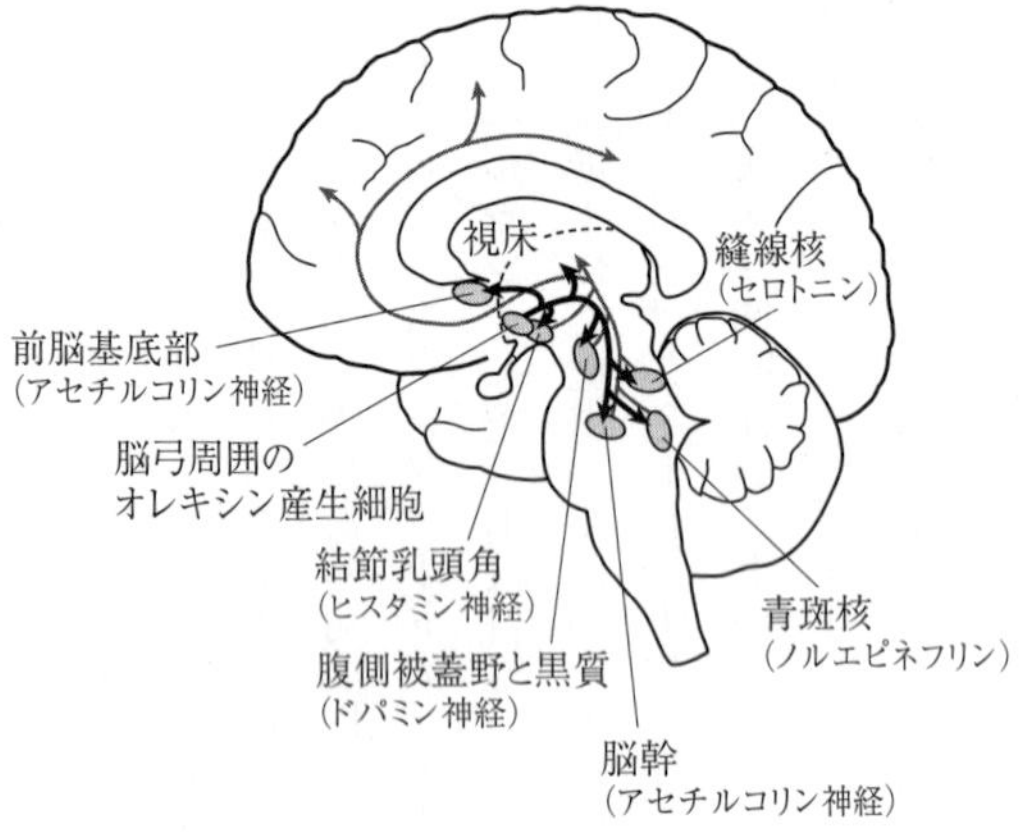

図 1-5　オレキシン産生神経細胞の広がり．

オレキシンの役割

オレキシンをつくる神経細胞は、自律神経、本能、内分泌などの中枢である視床下部の外側部に限定して存在します。オレキシン産生神経細胞は、図1-5に示すように、脳の広範な部位に投射されていま す。このことは、オレキシンが多様な役割を果たすことを示唆しています。

まず、先にも述べたように、オレキシンを脳室内に投与すると食欲が増し、また覚醒がもたらされます。動物を空腹にするとオレキシンの分泌が増え、昼夜を問わず覚醒時間が増します。このことはオレキシンが覚醒作用を持つことを示しています。空腹時に覚醒が増すのは私たち人間も経験することですが、動物にとっては空腹で覚醒が促されることは、えさを求めて行動するという生存に関係した重要な意味を持ちます。「腹が減っては、戦はできぬ」と申しますが、「腹が減っては、眠ることもできぬ」のも事実です。

では、ナルコレプシーの患者さんは、オレキシンがないために睡眠時間が増えているのでしょうか？　実は、ナルコレプシーの患者さんの夜の眠りは不良なのです。先に述べたように、寝入りばなにレム睡眠が起こるほか、頻繁に短い覚醒が現れて眠りが途切れてしまうという特徴があります。一方、昼間にはとんでもないときにも眠気をきたし、頻繁に居眠りをしてしまいます。オレキシンの欠乏は、睡眠時間を増やすわけではなさそうなのです。

オレキシンの機能について最も信用されている仮説は、フリップ・フロップ説です。フリップ・フロップとは「パタパタ」という音の英語の擬音表現ですが、おもちゃのビードロのように「ペッコン、パッコン」と表現する方がぴったりきます。オレキシンが不足すると、睡眠と覚醒のいずれもが安定して出現しないで、ペッコン、パッコンと眠りと覚醒が入れ替わりやすくなるという仮説です。

また、情動の興奮はオレキシン神経を興奮させて覚醒をもたらしますが、オレキシンが欠乏しているナルコレプシーの患者さんでは情動興奮による覚醒がみられない、すなわち、とんでもないときにも眠り込むということが起こるのです。ただし、この仮説でも情動性脱力発作のメカニズムまではうまく説明できません。入眠時レム睡眠期については、レム睡眠覚醒、ノンレム睡眠の三者で、相互の移行が起こりやすくなっていると考えると理解しやすいかもしれません。

二〇一四年の終わりになって、日本では、オレキシン受容体をブロックする薬物(このような作用を持つ薬物を「アンタゴニスト」と呼びます)が睡眠薬として世界に先駆けて発売されました。現在汎用されている睡眠薬にはベンゾジアゼピン系と非ベンゾジアゼピン系の両者がありますが、多かれ少なかれギャバ(GABA)作動薬の機能を持ちます。ベンゾジアゼピンはギャバの作用を増強する薬物です。ギャバは、睡眠中枢で働くほか、不安を軽減する作用、筋緊張を低下させる作用(筋弛緩作用)、記憶を妨害する作用(健忘作用)など、多様な作用を持つ神経伝達物質です。催眠作用に加えて精神安定剤的な作用も発揮します。しかし、筋弛緩作用によってふらつきや転倒を、健忘作用によって記憶の障害をもたらすリスクがあります。精神安定剤的な作用は、患者さんによっては好ましい作用ですが、一方では薬物依存にもつながる恐れがあります。

一方、オレキシンのアンタゴニストは不安や筋肉の緊張には働かず、オレキシンの活動を抑えて睡眠をもたらすわけですから、効果は穏かで依存のリスクが少ないことが予想されます。

ナルコレプシーの治療薬であるリタリンは依存をもたらしやすい薬物ですが、ナルコレプシーの患者さんではリタリンに対する依存や乱用はほとんど起こらないことが知られています。オレキシンは依存に関係した神経回路である脳内報酬系を活性化する作用があるのがその理由だ、と考えられています。したがって、オレキシンのアンタゴニストは、その意味からも依存を形成しにくい薬物だといえます。オレキシンのアンタゴニストは新たな作用機序をもつ睡眠薬として世界に先駆けて日本で発売されたものです。したがって、そのプロフィールや有効性・安全性に関するエビデンスの蓄積が今後の課題です。その他の睡眠薬として、松果体から分泌されるホルモンの一種、メラトニンの受容体作動薬も日本では発売されています。効果は穏かですが、副作用が極めて少ないことが知られています。

「ヒトはなぜ眠る?」その答えはいまだ不明です。しかし、最近になって睡眠の謎に迫る新たな発見が次々となされるようになってきました。前世紀の終わりに発見されたナルコレプシーの謎の解明と、そのオレキシンとの関係に関する発見はその嚆矢といえるでしょう。眠っているときに脳実質内の「水路」が開き、覚醒時に溜まるアミロイド蛋白などの老廃物が排泄されるという発見は、睡眠の新たな役割の解明と、将来のアルツハイマー病の治療戦略の開発に関わる重要なものであると思います。さらに、睡眠の謎を解明すべく立ち上げられたＩＩＩＳ

が巨額の資金と優秀な人材を結集してこの謎の解明に立ち向かっていることも、明るいニュースです。後で詳しく解説するように、良眠を得ることは、うつ病のみならず、メタボリック症候群や循環器疾患の予防、治療にも重要です。睡眠の謎の解明は、科学的に魅力的なテーマであるばかりではなく、私たちの心身の健康の向上のためにも極めて重要なものなのです。

第2章

眠らないと、どうなる?

眠らないと死ぬ？

数週間にわたって眠りを剝奪する実験があります。図2‐1に示すように、二匹のネズミを回転テーブルの上で飼育します。両方のネズミの脳波を記録して、片方のネズミが眠りに入るとテーブルが回りはじめます。眠ったままだと片方のネズミはテーブルの下に落ちてしまいます。そこには水を張ったプールがあります。ネズミは水にぬれるのが嫌いなので、回転テーブルが回るとすぐに目を覚ますように学習します。目覚めれば脳波でわかるので、テーブルの回転は停止します。対にしたネズミの方が眠ってもテーブルは回りません。おかげで、眠りを邪魔されずにすむという仕掛けです。えさと水は自由にとれるように設定されています。

　このように二匹のネズミを同じ環境に置いて、片方のネズミだけ長期間にわたり断眠させるのです。このような方法で断眠させたネズミはどんどん痩せ、毛もぼさぼさになってやつれていき、二〜三週間で死んでしまいます。一方、対にしたネズミには何の変化も現れません。その間、断眠したネズミはえさをとる量が増えて、最終的には従来の二倍の量を食べるようになるのに、体重はどんどん減っていきます。死ぬ直前には体温が下がりますが、これがポイント・オブ・ノーリターンの合図です。体温が下がる前なら、眠りをとらせるだけですっかり元の状態に戻りますが、体温が下がり始めると眠らせても命を救うことはできません。また、死んだネズミを解剖しても、死因を特定できないという大きな謎が残ります。

断眠実験の装置

ヒトでは一〇〇時間程度の断眠しかできません。断眠が七二時間を超えると、あるはずのないものが見え、聞こえるという幻視や幻聴、自分を陥れる企みが周りで企てられているなどの妄想といった精神病症状が出現します。ただし、このような症状は一晩眠るだけですっかり良くなります。

　ところで、ヒトでも一睡もできなくなるという奇病があります。「家族性致死性不眠症」という病気で、イタリアの名門の一族で初めて発見されました。優性遺伝する病気で、中年期に不眠で始まります。次第に一睡もできないようになり、症状が始まって

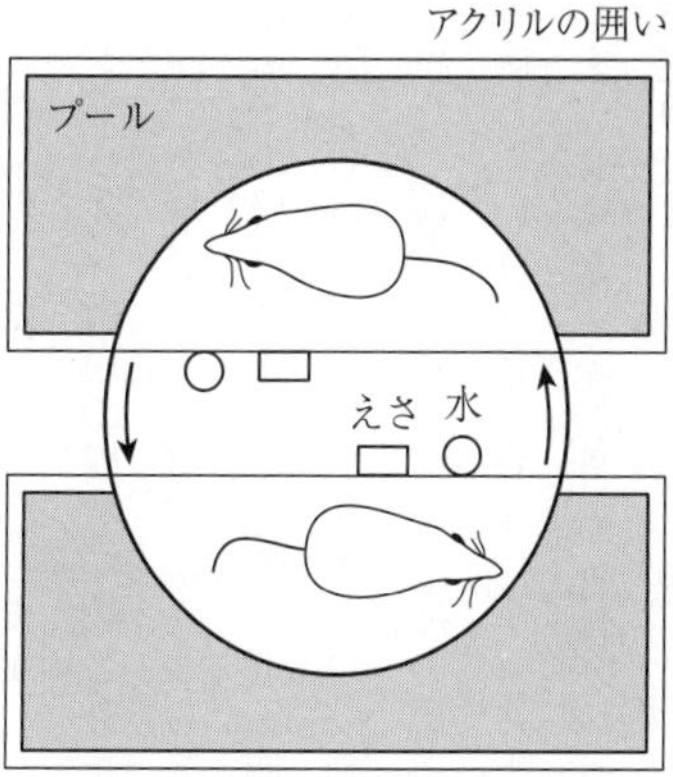

図 2-1　ネズミによる断眠実験.
(Rechtschaffen ら, 1989)

から七〜三二カ月で死亡します。この病気は、狂牛病やクロイツフェルト・ヤコブ病などと同様、プリオン蛋白の異常で起こります。ただし、家族性致死性不眠症は、食物などを介して病原性のあるプリオン蛋白が外から入ってきて起こる病気ではなく、その家系に伝わるプリオン遺伝子の異常によって起こる遺伝病です。ちなみに、ヒトを含む動物はすべてプリオン遺伝子を持っていますが、プリオンの役割はいまだに不明です。

また、家族性致死性不眠症の患者さんの亡くなる理由も、いまだに謎です。ヒトにおける狂牛病ともいうべきクロイツフェルト・ヤコブ病では、脳全体が障害されてスポンジ状になってしまいますが、家族性致死性不眠症では脳の一部(視床の前核と背内側核という部分)に病変があるだけです。他の臓器にも、死因となるような特定の異常は認められないのです。そこで、先のネズミの断眠実験と同様に、睡眠がとれなくなることが死因と関連している可能性を想定する研究者もいます。この点は、前章の「なぜ、眠る?」と関連しているように思われます。この不思議な病気については『眠れない一族』という本でくわしく紹介されています。

睡眠不足は生活習慣病のリスク

日常でよく見られる程度の睡眠不足でも、体と心に大きな影響があります。「眠れなくても、横になっているだけで休養はとれる」とよく言いますが、それは正しいでしょうか。私たちもそれを確認する実験を行いました。健康な若者を暗い静かな部屋で一晩横たわらせて、眠りを許した場合と、横たわらせて眠らずに過ごさせた場合とで、翌日の血圧と交感神経の関係を比べたのです。横になって一晩眠らないのは大変なので、テレビ画面で扇情的ではない映画を鑑賞することは許しました。また、友人たちを周囲に集めて、眠くなったら歌わせたり、お話をさせたりと、王様状態で楽しく徹夜してもらいました。翌朝、ストレスホルモンであるコルチゾールの測定を行い、それが上昇していないことを確かめました。

これはストレスを最小限に留めたうえでの断眠実験ですが、翌朝の血圧のセットポイントは、眠りをとった翌朝のそれと比べて一〇ｍｍＨｇ以上高くなりました。この結果は、少なくとも交感神経の休養は、横になって安静にしているだけではとれなかったことを示しています。

最近、高血圧の治療の目標は昼間の血圧を正常に保つことに加えて、夜間の血圧を昼間よりも下げることに重きをおくようになってきました。生理的には夜間睡眠中に血圧は昼間と比べ下降します。夜間の血圧の降下度が日中の血圧に比べて一〇％未満のものを「夜間降圧減弱」(non-dipper)と呼びます。夜間降圧減弱の治療がなぜ重要かと言いますと、昼間の血圧が正常に保たれても夜間の血圧低下が十分に起こらない人では、心疾患や脳卒中発症のリスクが減らな

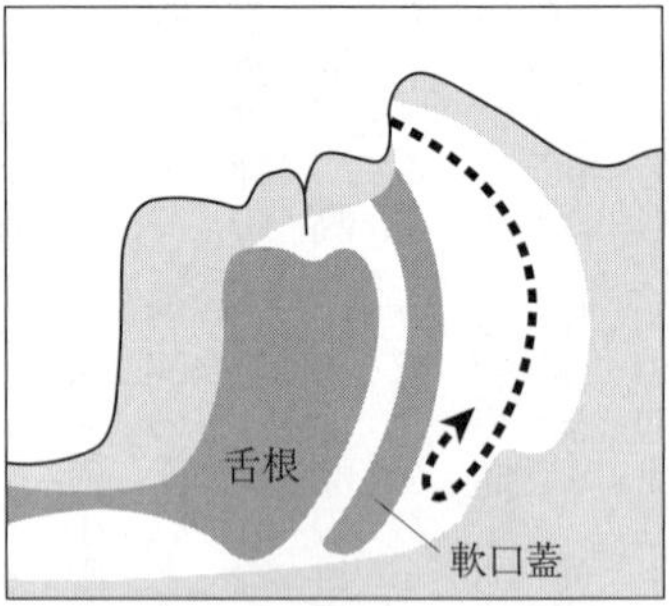

図 2-2 閉塞型睡眠時無呼吸症候群(OSAS)の模式図.

いことが明らかになったからです。

夜間降圧減弱のよくある原因のひとつとして、「閉塞型睡眠時無呼吸症候群」(ＯＳＡＳ)があります。ＯＳＡＳとは、目覚めているときの呼吸には異常がみられないのに、睡眠中に繰り返し上気道が閉塞して一〇秒以上続く呼吸の停止が起こる病態です。

睡眠中の上気道の閉塞は、肥った方や下顎の小さい方、アデノイドや扁桃腺が腫れている方にみられることが多いものです。これらの要因は、すべて呼吸の通り道である上気道を狭くします。起きているときには上気道を広げる筋肉が働いて正常の呼吸が可能です。ところが、図2-2のように、横たわり眠りに入ると重力のせいで軟口蓋や舌が下がり、上気道は一層に狭まります。また、上気道を広げる筋肉の力も弱まります。狭い上気道を介して呼吸を維持するためには、強い力で空気を吸い込む必要があります。狭い管を通して大量の空気が動くので、空気の流れに乱流が生じます。この乱流が上気道周囲の軟部組織を振動させて音、つまりいびきを発生させます。

ＯＳＡＳの患者さんにみられる睡眠中の狭くて柔らかな上気道は、柔らかくて細いストローにたとえることができるでしょう。柔らかくて細いストローで、例えばミルクセーキのような飲み物を勢いよく飲もうとしたらどうなるでしょうか？　ストローはひしゃげて、ミルクセーキを飲めなくなってしまいますね。これが患者さんの上気道で起こる上気道虚脱、あるいは上気道閉塞です。

このように、ＯＳＡＳの患者さんでは睡眠時に舌や気道周囲の軟部組織が弛緩して下がり、吸気時の陰圧によって上気道が閉塞してしまいます。空気の流れが止まるので、いびきも止まります。それでも、患者さんは呼吸運動を続けます。すると、胸と腹がシーソー運動のように、交互に膨らんだりへこんだりを繰り返します。最後に目覚めの反応が起こり、そのおかげで上気道を開く筋肉がしっかり働き、上気道は開放されます。「がっ！」というような音に引き続き、大いびきがしばらく繰り返されたあと、患者さんが再び眠り込むと上気道が閉塞して、またいびきと呼吸が停止します。この過程が繰り返されるのがＯＳＡＳの特徴です。

目覚めの反応は睡眠を中断させますので、ＯＳＡＳの患者さんの睡眠は断続的で浅いものになります。その結果、患者さんは十分な睡眠時間を確保しても昼間に眠気と居眠りを催すことになるのです。この目覚めの反応はたしかに眠りを分断させ、昼間の眠気をもたらす悪玉なのですが、それが起こらないと呼吸が再開されず、患者さんは永遠に眠ってしまうことにもなりかねません。命を守るということでいえば、この目覚めの反応は立派な善玉です。

ところで、皆さんは山陽新幹線の運転士が運転中に居眠りをしてしまい、その結果、岡山駅に停車する際にオーバーランしたという事件を覚えていらっしゃるでしょうか。二〇〇三年のことです。後日、この運転士がＯＳＡＳに罹患していたことが明らかになって、ＯＳＡＳは脚光を浴びることになりました。その結果、ＯＳＡＳの認知度が高まり、その診断や治療が急速に普及することになりました。睡眠医療の現場では、その事故が報じられた日付にちなんで「二・二六事件」というあだ名がついています。ＯＳＡＳは大いびきと昼間の眠気・居眠りをもたらす病態です。太っちょで、大いびきをかき、すぐに居眠りをする「のんきな父さん」というユーモラスなイメージが湧くかもしれませんが、交通事故・産業事故の危険につながる侮りがたい病態なのです。

少し横道にそれました。ＯＳＡＳは夜間降圧減弱の原因になるというお話でした。ここで図2-3を見てください。この図はＯＳＡＳの患者さんの喚気と呼吸運動、動脈血の酸素飽和度、動脈血圧を夜間に連続記録したものです。呼吸が止まり、また再開するということを繰り返しています。図には示していませんが、呼吸が止まっている間にも胸と腹には呼吸運動がみられ

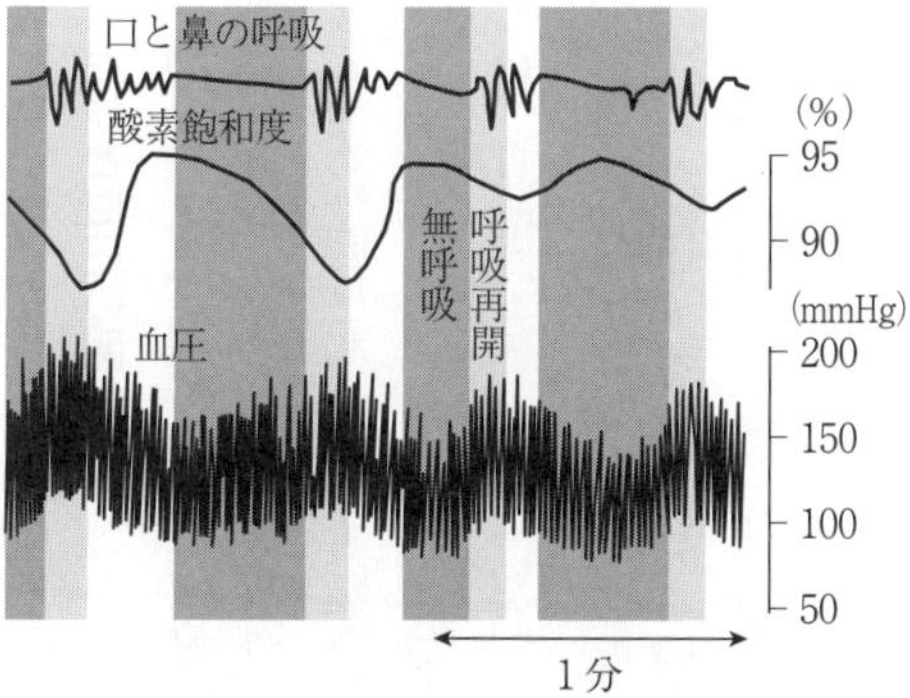

図2-3　OSASの睡眠時無呼吸に伴う血圧の変動.

ています。これが上気道の閉塞を表しています。呼吸が止まっているときには酸素飽和度が低下します。

注目すべきは血圧です。呼吸が再開したときに繰り返し血圧が四〇～五〇ｍｍＨｇも上昇していますね。これがＯＳＡＳにおける夜間降圧減弱の要因です。それどころか、睡眠中に繰り返し高血圧が起こることになるので、昼間より夜間の睡眠中の方が血圧が上がってしまうＯＳＡＳの患者さんも沢山いらっしゃいます。いかにも身体に悪そうですね。事実、重症のＯＳＡＳは寿命を短縮させ、高血圧症に加えて狭心症、心筋梗塞、脳卒中の発症の危険因子になることがわかっています。

では、なぜ無呼吸が終わってから血圧がこんなに上がってしまうのでしょうか？　それには複数の要因が関与していますが、目覚めの反応も大きな役割を果たしています。このことを示す実験を次に紹介しましょう。

眠りと血圧の関係

図2-4をご覧ください。私たちは下肢の末梢神経(腓骨神経)に極めて細いタングステンの針電極を刺し入れて、骨格筋内にある動脈の収縮を司る交感神経の活動(筋交感神経活動 MSNA)を連続的に記録する実験を行ってきました。MSNAは、起きているときに比べて眠りが深まるにつれ、その活動が低下します。例外は夢見る眠りであるレム睡眠です。レム睡眠の時には、覚醒時と変わらない高い活動が見られます。ついでに、OSASでは眠りに伴うMSNAの低下が起こらないことも私たちは観察しています。

次に、健康人を対象にして眠っている時に音刺激を与えて、MSNAなどにどんな変化が起こるかを調べてみました。起きている時に音刺激を与えても、MSNAには何の変化も起こらず、血圧も安定しています。しかし、眠っているときに音刺激を与えると、脳波に目覚めの反応が生じるのに加えてMSNAの大きな活動が誘発されます。それに引き続き、血圧は一時的に三〇~五〇mmHgも上昇するのです。病院の当直室で眠っているときに電話のベルが鳴って飛び起きると、胸がドキドキと脈打ってしまうのですが、原因はこれだったのですね。血圧がこんなに上がっていたとは驚きでした。夜中の無言電話が犯罪的であるのも、その理由がよくわかる実験でした。

ＯＳＡＳの患者さんでは呼吸再開時に目覚めの反応が起こるので、健康人に音刺激を与えて目覚めの反応を起こさせた場合と同様に、ＭＳＮＡの大きな反応と血圧の上昇が起こるのでしょう。また、ＯＳＡＳの患者さんではそのときに酸素不足の状態にあるので、心臓をはじめとする身体への悪影響はもっと大きいと考えられます。

ところで、ＯＳＡＳ以外にも睡眠を妨げる刺激となる病態は「むずむず脚症候群」などいろいろありますが、それらも目覚めの反応を介して健康に悪影響を与えることが予想されます。安らかな眠りは生理的な夜間の血圧低下が起こるためには必須のものなのです。

健康な若者の睡眠を四日間四時間に制限するだけで、耐糖能（インシュリンによる血糖降下の効率）が七〇代の高齢者並みに低下します。また、睡眠時間を短くしなくても、眠っている健康人に目を覚まさせない程度の音の刺激を与えて眠りを浅くしてやるだけで、この耐糖能の低下は起こります。眠りにとってはその長さ

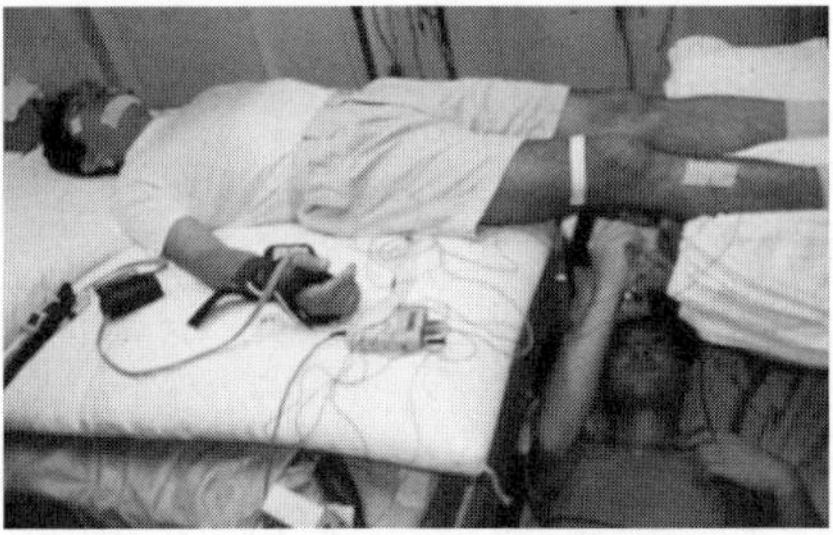

図 2-4　筋交感神経活動の記録.

だけではなく、眠りの安定性と質も重要なのです。

同様に、健康な若者の睡眠を四日間四時間に制限すると、脂肪組織から分泌されるホルモンで満腹のシグナルとして働くレプチンは、一日じゅう低値となります。逆に、胃から分泌され空腹のシグナルとして働くホルモンであるグレリンは、一日じゅう高値になります。その結果、一日を通じて空腹感と食欲が増すことになります。したがって、寝不足は肥満のもととなる可能性が高いのです。ダイエットに挑戦するなら、ぜひ睡眠不足にご注意ください。睡眠不足の状態でダイエットに挑戦すると、体重は減っても脂肪はあまり減らず、もっぱら筋肉がやせ細るという実験結果もあります。

図2-5のように、肥満、および肥満と関係の深い糖尿病はともに、日常の睡眠時間との間にU字型の関係があります。つまり、七～八時間眠る人の肥満度、糖尿病発症リスク、コレステロール、中性脂肪の値は最低であり、睡眠時間がそれよりも短い人でも、長い人でもそれらの値は大きくなります。とくに五時間以下の睡眠では、その影響が大きいようです。

睡眠時間だけではなく、夜型・朝方の生活習慣も、肥満や血糖コントロール、高脂血症と関連するようです。最近の報告によると、夜型の人は夕食の時刻が遅く、より大量のカロリーを摂取し、肥満と高脂血症、善玉コレステロールの低値が生じやすいことがわかっています。

生活習慣病のもう一つの柱である高血圧も、睡眠不足の影響を受けます。図2‐6をご覧ください。横浜市立大学の栃久保先生は、残業を模して就寝時間を日常のそれよりも四時間遅らせると、遅れた就寝までの四時間の血圧が上がるだけではなく、翌日も一日じゅう血圧が上昇してしまうことを報告しています。また、血圧と日常の睡眠時間との間にも、肥満にみられる

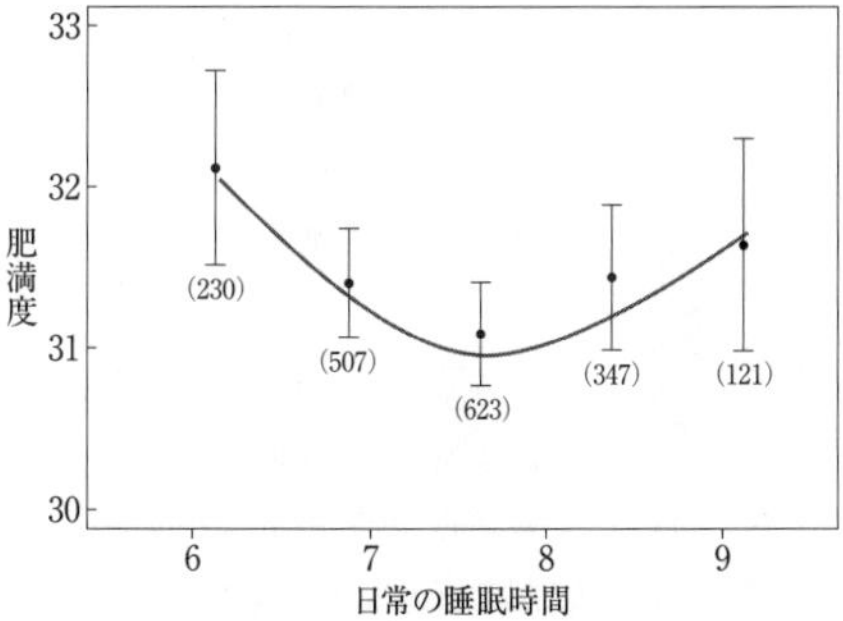

図 2-5　日常の睡眠時間と肥満度の関係．
(　)内は人数．

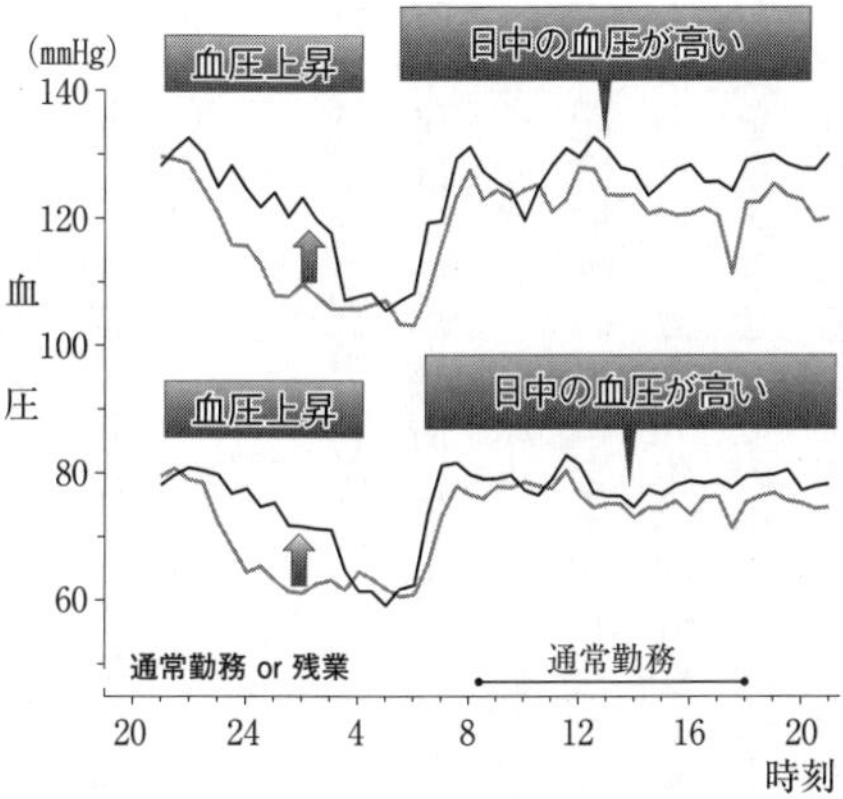

図 2-6　残業を模して就床を 4 時間遅らせると，いつもどおり就床したときと比べ，血圧が上がるばかりではなく，翌日の血圧も一日じゅう高くなる．(Tochikubo ら，1996)

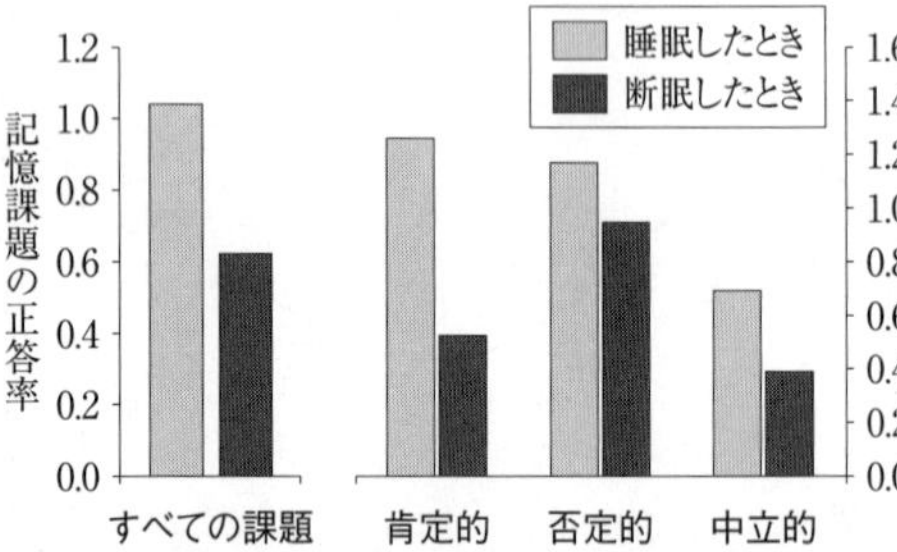

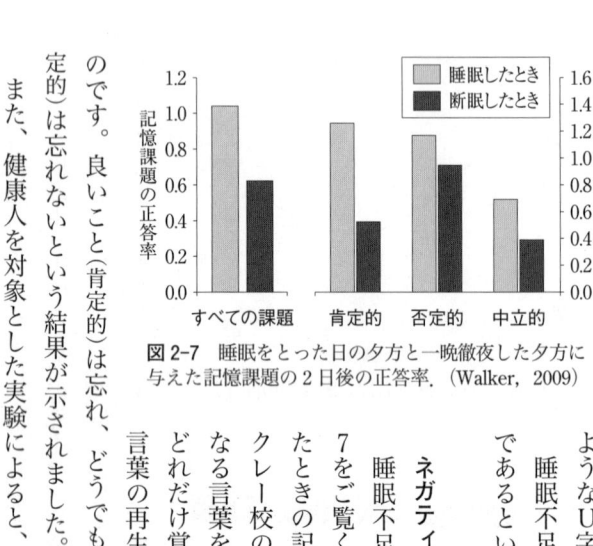

図 2-7　睡眠をとった日の夕方と一晩徹夜した夕方に与えた記憶課題の 2 日後の正答率．（Walker，2009）

ようなU字型の関係があります。

睡眠不足は、肥満や糖尿病と高脂血症、高血圧の危険因子であるといえます。

ネガティブ思考の落とし穴

睡眠不足は気分や感情にも大きな影響を与えます。図2-7をご覧ください。健康人を一晩徹夜させたときと、眠らせたときの記憶検査の成績を比較したカリフォルニア大学バークレー校のウォーカー先生の研究があります。夕方に課題となる言葉を覚えさせ、その後二日間は十分眠らせたうえで、どれだけ覚えているかを調べます。徹夜後に覚えさせると、言葉の再生の成績が下がるのですが、その下がり方が面白いのです。良いこと（肯定的）は忘れ、どうでもいいこと（中立的）も忘れるのですが、悪いこと（否定的）は忘れないという結果が示されました。

また、健康人を対象とした実験によると、一晩断眠することで前頭前野の働きが落ち、その結果、前頭前野が普段は抑制している扁桃体という脳の部分の働きを抑えきれなくなることがわかっています。扁桃体は不快な情動の中枢とされている脳部位です。つまり、寝不足になると不快な情動が抑えにくくなるということです。

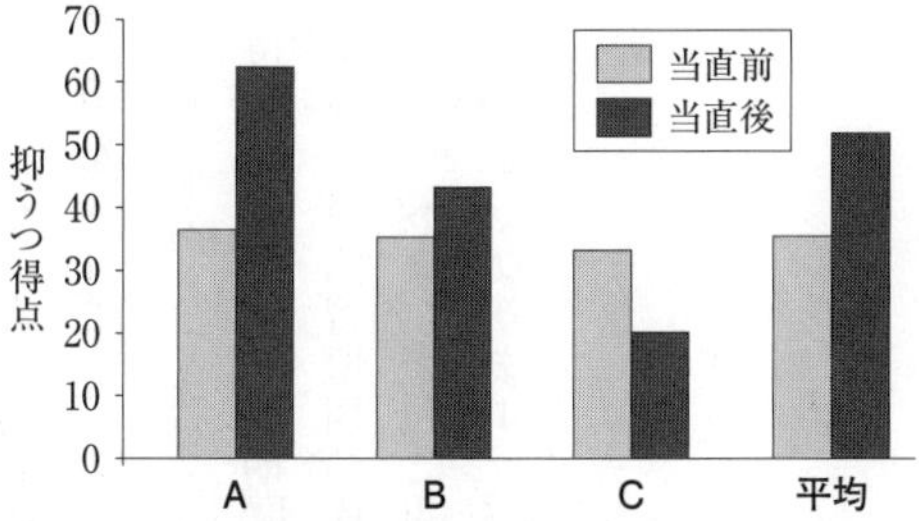

図 2-8 当直勤務前後の抑うつ得点の変化を示すグラフ．（Wali ら，2013）

私たち病院に勤める医師には当直勤務があります。当直勤務中には急患や、入院患者で重症の人、病態が急変する人への対応が求められます。そのため、当直医の睡眠は削られます。運が良いと普段どおりの睡眠がとれる夜にあたりますが、普段の睡眠時間に比べて二、三時間短いのが普通です。運が悪ければ二、三時間の仮眠だけです。当直医の勤務前の抑うつ得点を勤務後の抑うつ得点と比べたサウジアラビアのワリ先生の研究によると、図2-8のように、眠りが短くなるにつれて抑うつ得点は高くなる、つまり医師がブルーになっていることが示されています。

当直勤務前の抑うつ得点はA、B、Cともに差はみられませんが、当直後の得点は眠りが削られたAとBで高いのがわかります。とくにAの当直後の抑うつ得点は著しく高く、この当直医はおそらく機嫌が相当悪かろうと想像されます。一方、Cの当直医は当直後にかえって点数が下がっています。勤務明けに「今日は眠れた」と感じたせいでしょうか。

以上のように、長期間にわたって眠りが奪われると、生命に関わる可能性があります。睡眠不足は、生活習慣病の代表である肥満、高血圧、糖尿病、高脂血症の危険因子です。睡眠不足により、不快な情動に関連したことのみが記憶にとどまりやすく、また、不快な情動が活性化されやすくなります。睡眠不足は心と体の健康に悪いといえましょう。

第3章

眠りを計る

眠りの指標

この章は少し退屈で眠くなるかもしれません。やや専門的な話になるので、読み飛ばしていただいても結構です。でも、もう少し深く眠りについてお知りになりたいなら、しばらく辛抱しておつきあいくださいね。

皆さんはご自身の眠りを言葉でどう表現しますか？「普通だった」「昨夜はよく眠れた」「すこし眠りが浅かった」「なかなか寝つけず苦労した」「救急車のサイレンで目が覚めて、それっきりだった」「いつもより早く目が覚めてしまった」など、いろいろな答えがあるでしょうね。こうした答えは、良い眠りと悪い眠りについての主観的な表現で、眠りの「定性的な指標」ということができます。

それに対して、眠りを数字で表現することもあります。「寝つくまでに、どれくらい時間がかかりましたか？」「夜中に何回、目が覚めましたか？」「ふとんの中で目が覚めていた時間はどれくらいでしたか？」「最後に目覚めたのは何時頃ですか？」「ベッドから出たのは何時頃ですか？」こうした質問に対する答えは、眠りの「定量的な指標」といえます。

表 3-1 ピッツバーグの睡眠質問票．1つめの表が質問項目で，2つめの表が採点方法．総合得点は 0〜21 点．5点以上は何らかの睡眠障害ありと判定される．

過去1カ月間における，あなたの通常の睡眠の習慣についてお尋ねします．過去1カ月間について大部分の日の昼と夜を考えて，以下のすべての質問項目にできる限り正確にお答えください．

問1 過去1カ月間において，通常何時頃寝床につきましたか？

就寝時刻
(1. 午前　2. 午後)　　時　　分頃

問2 過去1カ月間において，寝床についてから眠るまでにどれくらい時間を要しましたか？

約　　分

問3 過去1カ月間において，通常何時頃起床しましたか？

起床時刻
(1. 午前　2. 午後)　　時　　分頃

問4 過去1カ月間において，実際の睡眠時間は何時間くらいでしたか？ これは，あなたが寝床の中にいた時間とは異なる場合があるかもしれません．

睡眠時間
1日平均　約　　時間　　分

過去1カ月間において，どれくらいの頻度で，以下の理由のために睡眠が困難でしたか？ 最も当てはまるものに1つ○印をつけてください．

問5a 寝床についてから 30 分以内に眠ることができなかったから．

0. なし	1. 1週間に1回未満
2. 1週間に 1〜2 回	3. 1週間に3回以上

問5b 夜間または早朝に目が覚めたから．

0. なし	1. 1週間に1回未満
2. 1週間に 1〜2 回	3. 1週間に3回以上

問5c トイレに起きたから．

0. なし	1. 1週間に1回未満
2. 1週間に 1〜2 回	3. 1週間に3回以上

問5d 息苦しかったから．

0. なし	1. 1週間に1回未満
2. 1週間に 1〜2 回	3. 1週間に3回以上

問5e 咳が出たり，大きないびきをかいたから．

0. なし	1. 1週間に1回未満
2. 1週間に 1〜2 回	3. 1週間に3回以上

問5f ひどく寒く感じたから．

0. なし	1. 1週間に1回未満
2. 1週間に 1〜2 回	3. 1週間に3回以上

問5g ひどく暑く感じたから．

0. なし	1. 1週間に1回未満
2. 1週間に 1〜2 回	3. 1週間に3回以上

問5h 悪い夢をみたから．

0. なし	1. 1週間に1回未満
2. 1週間に 1〜2 回	3. 1週間に3回以上

問5i 痛みがあったから．

0. なし	1. 1週間に1回未満
2. 1週間に 1〜2 回	3. 1週間に3回以上

問5j 上記以外の理由があれば，次の空欄に記載してください．

【理由】	
そういったことのために，過去1カ月間において，どれくらいの頻度で，睡眠が困難でしたか？	
0. なし	1. 1週間に1回未満
2. 1週間に 1〜2 回	3. 1週間に3回以上

問6 過去1カ月間において，ご自分の睡眠の質を全体として，どのように評価しますか？

0. 非常に良い	1. かなり良い
2. かなり悪い	3. 非常に悪い

問7 過去1カ月間において，どれくらいの頻度で，眠るために薬を服用しましたか？(医師から処方された薬，あるいは薬局で買った薬)

0. なし	1. 1週間に1回未満
2. 1週間に 1〜2 回	3. 1週間に3回以上

問8 過去1カ月間において，どれくらいの頻度で，車の運転中や食事中や社会活動中など眠ってはいけないときに，起きていられなくなり困ったことがありましたか？

0. なし	1. 1週間に1回未満
2. 1週間に 1〜2 回	3. 1週間に3回以上

問9 過去1カ月間において，物事をやり遂げるのに必要な意欲を持続する上で，どれくらい問題がありましたか？

0. 全く問題なし
1. ほんのわずかだけ問題があった
2. いくらか問題があった
3. 非常に大きな問題があった

睡眠困難(C5)

①過去1カ月間における睡眠困難の理由(問5bからj)を以下のように得点化する

なし	0点	問5bの得点	点
1週間に1回未満	1点	問5cの得点	点
1週間に1〜2回	2点	問5dの得点	点
1週間に3回以上	3点	問5eの得点	点
		問5fの得点	点
		問5gの得点	点
		問5hの得点	点
		問5iの得点	点
		問5jの得点	点

②問5bからjの得点を合計

②の合計点0点	0点		
②の合計点1〜9点	1点		
②の合計点10〜18点	2点		
②の合計点19〜27点	3点	C5の得点	点

眠剤の使用(C6)

問7　過去1カ月間における眠剤の使用頻度

なし	0点		
1週間に1回未満	1点		
1週間に1〜2回	2点		
1週間に3回以上	3点	C6の得点	点

日中覚醒困難(C7)

①問8　過去1カ月間における日中の過眠

なし	0点		
1週間に1回未満	1点		
1週間に1〜2回	2点		
1週間に3回以上	3点	問8の得点	点

②問9　過去1カ月間における意欲の持続

全く問題なし	0点		
ほんのわずかだけ問題があった	1点		
いくらか問題があった	2点		
非常に大きな問題があった	3点	問9の得点	点

↓

①+②	0点	0点		
	1〜2点	1点		
	3〜4点	2点		
	5〜6点	3点	C7の得点	点

ピッツバーグ睡眠質問票総合得点(PSQIG)：0〜21点

以上のC1からC7までの得点を合計(C1+C2+C3+C4+C5+C6+C7)

PSQIG　　　点

睡眠の質(C1)

問6　過去1カ月間における主観的な睡眠の質の評価

非常に良い	0点		
かなり良い	1点		
かなり悪い	2点		
非常に悪い	3点	C1の得点	点

入眠時間(C2)

①問2　過去1カ月間における，寝床についてから眠るまでにかかった時間

16分未満	0点		
16分以上31分未満	1点		
31分以上61分未満	2点		
61分以上	3点		

②問5a　過去1カ月間に，寝床についてから30分以内に眠ることができなかったから睡眠困難があった

なし	0点		
1週間に1回未満	1点		
1週間に1〜2回	2点		
1週間に3回以上	3点		

↓

①+②	0点	0点		
	1〜2点	1点		
	3〜4点	2点		
	5〜6点	3点	C2の得点	点

睡眠時間(C3)

問4　過去1カ月間における実睡眠時間

7時間を超える	0点		
6時間を超え7時間以下	1点		
5時間以上6時間以下	2点		
5時間未満	3点	C3の得点	点

睡眠効率(C4)

①問4　過去1カ月間における実睡眠時間　　時間

②問1，問3　過去1カ月間における床内時間(起床時刻−就寝時刻)　　時間

③睡眠効率(%)を算出　実睡眠時間(①)/床内時間(②)×100　　%

85%以上	0点		
75%以上85%未満	1点		
65%以上75%未満	2点		
65%未満	3点	C4の得点	点

寝床に入って寝つくまでの時間を「入眠潜時」といいます。夜中に目覚めた回数を「中途覚醒回数」、その合計時間を「中途覚醒時間」、最後に目が覚めた時刻を「最終覚醒時刻」、寝床を出た時刻を「起床時刻」といいます。あとでも出てきますので、このページにしおりを挟んでおくとよいかもしれません。

ここで、眠りの質を定量的に評価する尺度を二つご紹介しましょう。一つは「ピッツバーグ睡眠質問票」です。表3-1のようになっています。沢山の質問に答える必要がありますが、その代わりに睡眠についての多様な側面について評価できるようになっています。総得点を算出して、それが五点未満ならば正常範囲の睡眠であるとの評価が下ります。不眠のみではなく、過眠、睡眠時無呼吸症候群、睡眠不足など、幅広い睡眠の問題について評価できる点が優れています。

二つめに、毎日の自覚的な眠りを記録するものとして「睡眠日誌」があります。一日二四時間を一本の横棒で示しています。それが縦に積まれて、例えば一カ月分がひと目でわかるようになっています。寝床にいた時間、眠らないで寝床にいた時間、ウトウトしていた時間、ぐっすり眠っていた時間を、翌朝にそれぞれ記号で記録します。

図3-1に、ちょっと変わったパターンの実例を紹介しましょう。睡眠日誌にもとづいて作

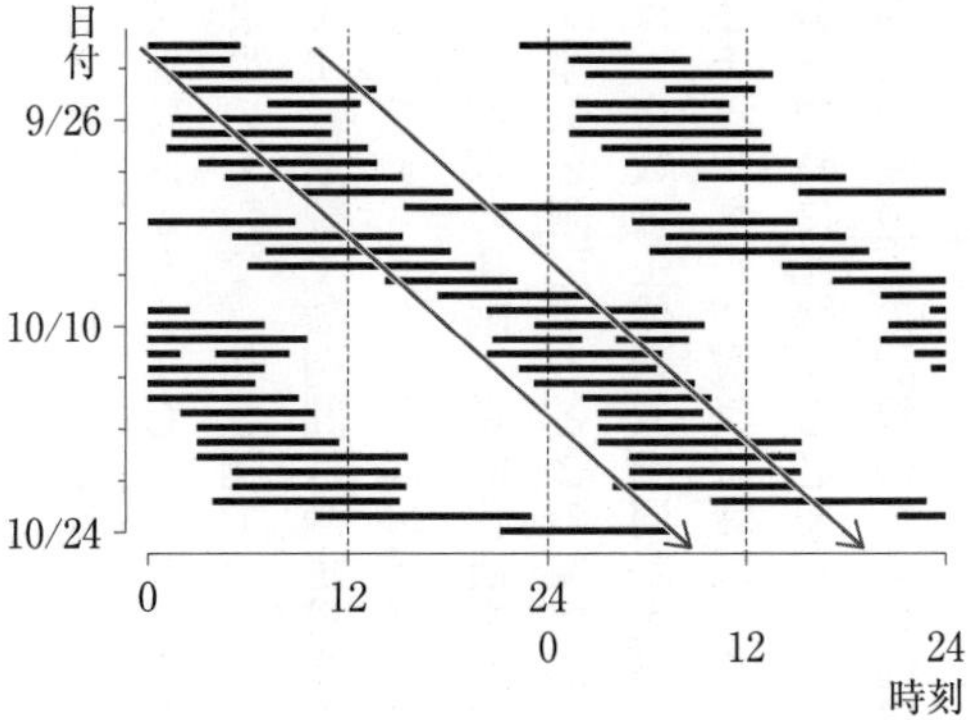

図 3-1 睡眠日誌の一例.

成された、ある患者さんの約五週間にわたる睡眠・覚醒パターンです。横線の部分が睡眠の時間帯を表します。縦軸は日付です。横軸はその日付の零時から四八時間にわたる時刻です。このような表記法を「ダブルプロット」と呼びます。睡眠は日付けをまたいでいるのが通常なので、ダブルプロットで表すと一回の睡眠の様子がひと目でわかります。この患者さんは「非二四時間睡眠覚醒症候群」の患者さんで、二つの矢印で示すように、眠りの始まる時刻と目覚めの時刻が毎日一～二時間ずつ遅くなっています。つまり、二四時間ではなく、二五～二六時間の周期で睡眠と覚醒を繰り返しています。ときどき長い線が見えますが、このように昼間に寝つく時期には著しく長い睡眠が現れることもあります。

眠りの測定法

眠っているときには身体の動きが少なくなります。目覚めているとき、とりわけ運動しているときには身体の動きは大きくなります。この身体の動きを様々な方法で、例えば加速度として連続測定し、ICメモリに記録する携帯型の装置がいくつか開発されています。多くは腕時計型のもので、利き腕でないほうの手首に装着して、入浴や洗面の時以外は外さないでもらいます。連続で数週間は測定可能なので、活動量からみた生活習慣をとらえるには非常に便利な道具です。データをコンピュータで解析すると、睡眠と覚醒をある程度の精度で区別できるので、個人の睡眠・覚醒習慣を週単位でみることが簡単にできます。

睡眠を測定するときの標準は、なんといっても「睡眠ポリグラフ検査」です。ポリグラフとは、複数の生体現象を同時記録することを指す言葉です。睡眠を測定するには最低でも、脳波2チャンネル、電気眼球図2チャンネル、オトガイ筋筋電図、以上の三種類5チャンネルの情報を同時に記録する必要があります。実際には睡眠時無呼吸の検出のための呼吸記録、周期性四肢運動障害の記録のための筋電図など、もっと沢山の生体現象を記録します。「オトガイ筋」とは、口を閉じてへの字にした時に下唇のすぐ下に盛り上がる筋肉です。

さて、それでは実例を示しましょう。図3-2は、安静に臥床して目を閉じているときの記

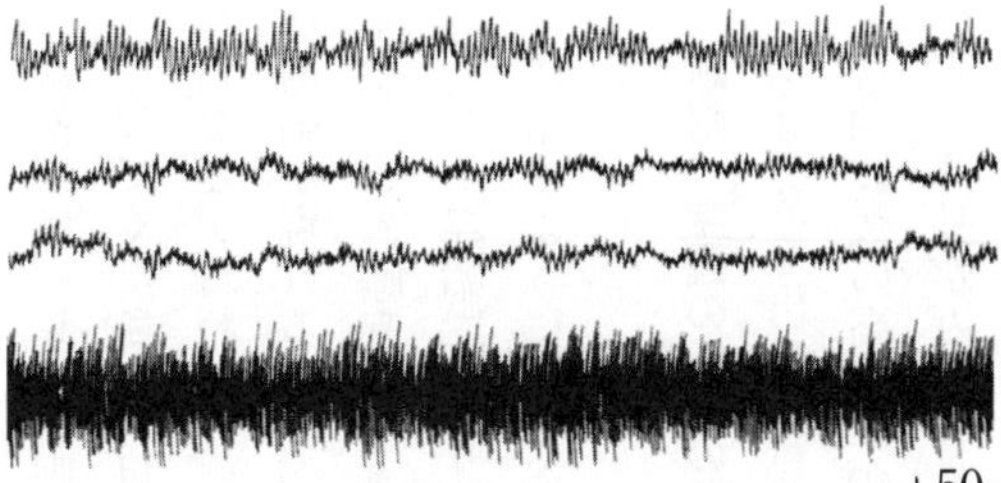

図 3-2　目をつむりリラックスした覚醒状態の記録．脳波には約 10 Hz のアルファ波が連続している．

録です。電気眼球図(ＥＯＧ)には、目立った動きはありません。ＥＯＧとは左右の眼球の外側に電極を貼り付け、その部位の電位と耳たぶに貼り付けた電極の電位の差を増幅したものです。

ここで、眼球の周囲に電極を貼るだけでなぜその運動が記録できるのかという疑問がわきませんか？　これは眼球の表側の角膜と、裏側の網膜の間で電位差があるからです。角膜はプラスの電位を、網膜はマイナスの電位をもっています。「電気双極子」という代物ですが、瞬きをすると目をつむった瞬間に眼球は上を向きます。そのため、眼球の外側に装着した電極からみると、左右ともプラスの電位が遠ざかったことで生じる電位が現れます。これは左右の電極で同じ向きになります。眼球が水平に左に動いたときには、左目の電極にはプラスの電位が近づいた変化が、右目の電極にはプラスの電位が遠ざかった変化が起こりますので、左右で逆向きに振れる信号となります。

ＥＯＧによって、起きている時の瞬きや目の動きを検出することができます。でも、最も大きな役割は、レム睡眠を見つけることです。皆さん、目をつむったままで目を速く動かそうとしてみてください。目を開けているときには簡単にできる素早い目の動きも、目をつむると難しいことがおわかりいただけると思います。ところが、眠っているにもかかわらず、急速な眼球運動が現れることがあります。こういう睡眠を「レム睡眠」といいます。あとでも解説しますが、レム睡眠のときにヒトは鮮明で活発な夢をみるのです。一方、レム睡眠以外の睡眠を「ノンレム睡眠」と呼びます。ノンレム睡眠の時に目は動きません。ただし、入眠期には図3-3に示すように左右へ振り子のように動くゆっくりした眼球運動がみられます。

睡眠・覚醒の五つの段階

図3-2を再びご覧ください。目覚めていて目を開けている時には脳波の振幅は低く、もっぱら周波数の高い波がみられます。体の動きによるノイズが多いのも特徴です。瞬きと、素早い眼球運動がみられます。オトガイ筋の筋電図の振幅は高く、それを背景に動きに伴う大きな活動が混ざります。目をつむって安静にしていると、脳波には「アルファ波」と呼ばれる九〜

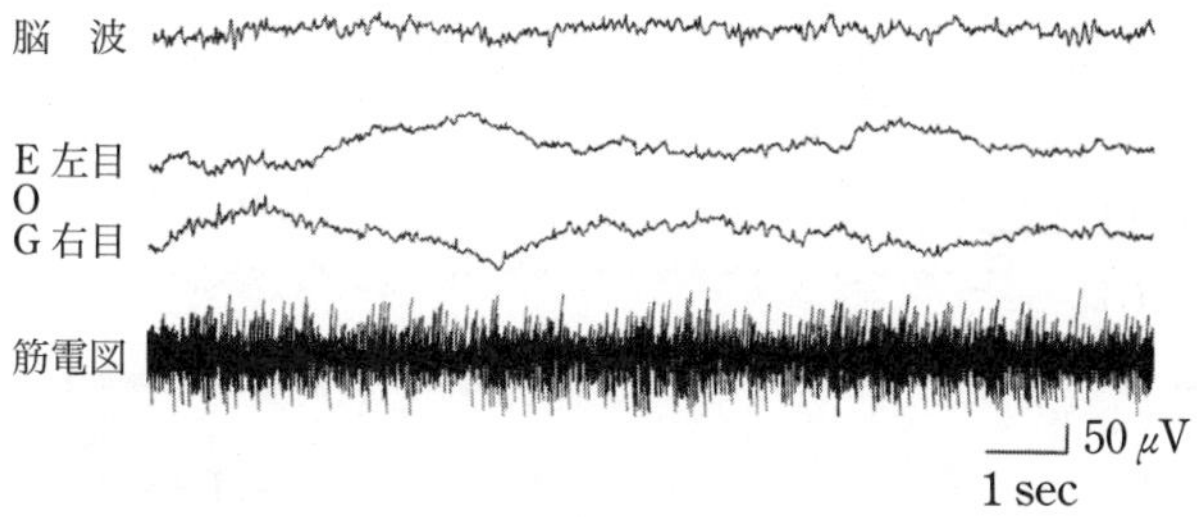

図 3-3　ノンレム睡眠の段階 1 の記録．振り子様のゆっくりした眼球運動が出現している．

一二ヘルツのきれいな波が後頭部に現れます。アルファ波は振幅が大きくなったり小さくなったりを繰り返します。眠くなってくると、EOGに振り子様の眼球運動がみられます。

図3-3にポリグラフの一例を示します。脳波には約一〇ヘルツのアルファ波が連続しています。EOGにはゆっくりした振り子様の眼球運動がみられます。これは、眠気が強いことを示します。図の後半(図の右側)以降、ウトウトまどろみはじめると、脳波のアルファ波は消え、様々な周波数の波が混在するパターンになります。振り子様の眼球運動は、眠りが安定してくると目立たなくなります。ときどき「瘤波(りゅうは)」とよばれる尖った大きな波が出現します。

眠りが安定すると周波数の遅い脳波が増えてきます。また、睡眠紡錘波とよばれる一二～一四ヘルツのきれいな波がみられます。その輪郭は紡錘状なので、この名があります。この睡眠紡錘波で特徴づけられるのが「ノンレム睡眠の段階2」です。

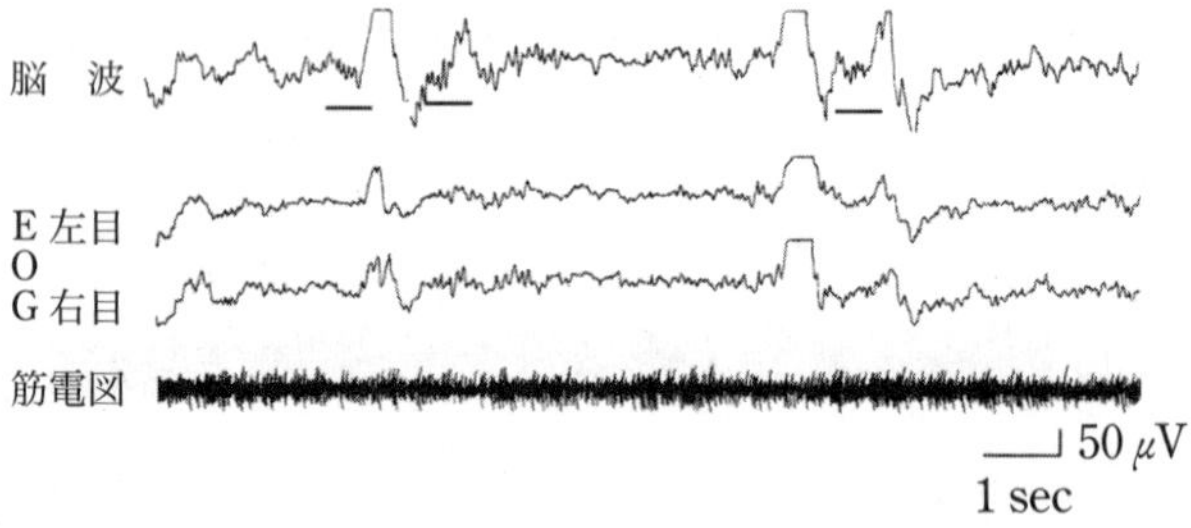

図 3-4　ノンレム睡眠の段階 2 の記録．13 Hz 前後の睡眠紡錘波（アンダーラインを施した部分）が繰り返し現れるのが特徴．

図3-4で示すように段階2では、物音などの刺激に応じて、あるいは自発的に、遅い高振幅の脳波が紡錘波を伴って出現します。授業中に居眠りをしている学生を指名すると、段階2くらいの眠りに入っていても、「起きていた」と言い張ることがあります。ただし、段階2に入りたての時期には、自覚的にはまだ眠っていないと感じることはありえます。でも、睡眠段階2は安定した眠りといえる睡眠です。

眠りがさらに深まると、脳波には振幅の高いゆっくりした波、すなわち睡眠徐波が優勢になってきます。通常は三〇秒のうちで睡眠徐波が二割以上の時間現れると、徐波睡眠あるいは深いノンレム睡眠と判定されます。図3-5のように、徐波睡眠は一つのエポックに占める睡眠徐波が五割未満の段階3と、五割を超える段階4に区別されます。

加齢とともに、睡眠徐波の出現量は次第に減少します。この傾向は男性に顕著で、女性では目立ちません。不眠を訴える比

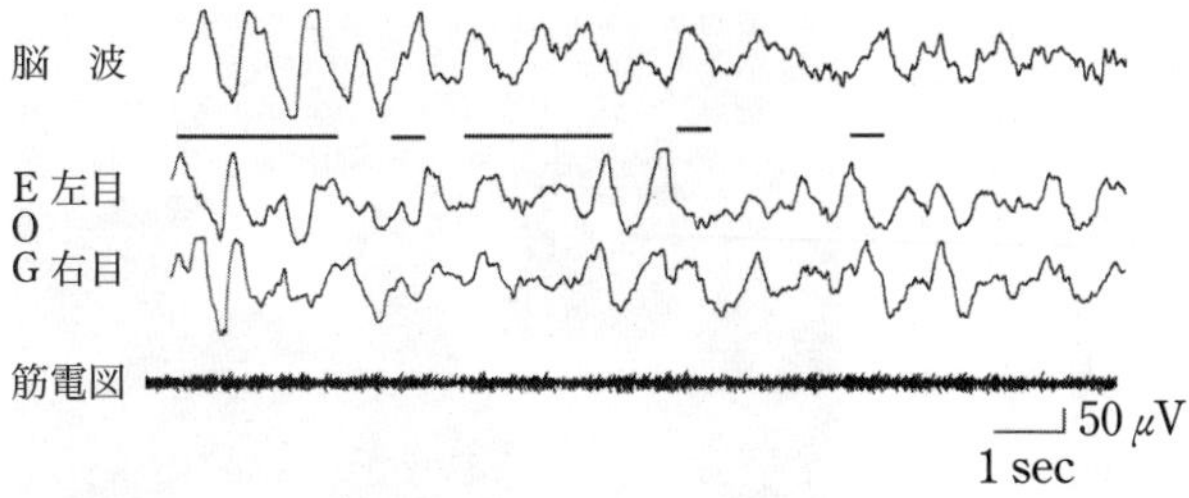

図 3-5　ノンレム睡眠の記録．アンダーラインを施したのは睡眠徐波の部分で，このエポックの 2 割以上 5 割未満を占める．そこで，このエポックの睡眠段階は段階 3 であると判定される．

率はどの年代でも、男性に比べて女性に高いのですが、客観的に計測した眠りは女性の方がよいのです。なぜでしょう？実は、よくわかっていません。ノンレム睡眠の特徴は眠りが深くなるにつれ、脳波に周波数が遅く振幅が高い波が現れることにあります。これは意識障害の時の脳波とよく似た特徴です。すなわち、意識障害の程度が深いほど、脳波に周波数が遅く振幅が高い波が現れる点がノンレム睡眠と似ているということです。

ちなみに、ノンレム睡眠と意識障害は脳波の点でも、精神活動が不活発で周囲の出来事を明確に認識できないという点でも、お互いによく似通っています。皆さんも、横たわっている人を見て眠っているのか、意識を失っているのか、区別がつかないという体験をなさったことがあるのではないでしょうか。そんなとき、声をかけたり体を揺すったりしませんでしたか。刺激によって目を覚まさせることができるなら、

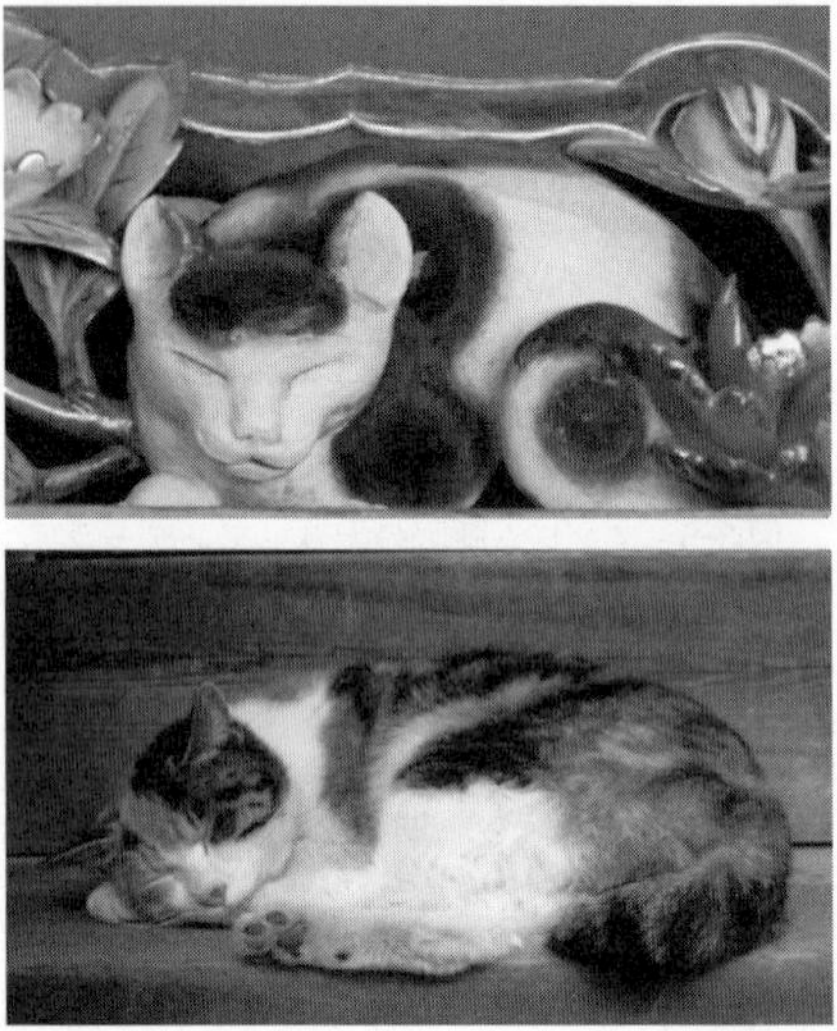

図 3-6　猫の眠り．上：左甚五郎作「眠り猫」はノンレム睡眠，下：レム睡眠の猫．

眠っているのだということです。ノンレム睡眠は生理的で可逆的な意識障害といってもよいでしょう。

さて、ここまでがノンレム睡眠です。オトガイ筋の筋電図の振幅は睡眠が深まるにつれ低くなりますが、消失することはありません。オトガイ筋筋電図の活動が消失するのは、レム睡眠の時だけです。覚醒時でも手足の筋電図はリラックスするだけで消失します。全身の骨格筋の中で深いノンレム睡眠でもその活動が保たれるのはオトガイ筋とオトガイ下筋のみなのです。ですから、オトガイ筋というのは非常に特別なもの（抗重力筋といいます）といえます。

ところで、日光東照宮の名物の一つは左甚五郎作の「眠り猫」ですね。あの猫の眠りはレム睡眠でしょうか、それともノンレム睡眠でしょうか。答えは猫の姿勢にあります。よく見ると前足を踏ん張って顎が浮いているのがわかりますね。この姿勢はスフィンクスの姿位と呼ばれ、重力に抗して頭部が持ち上がっていることが重要です。すなわち、抗重力筋が活動していることがみてとれるわけです。抗重力筋の活動はレム睡眠の時のみに消失することがわかっていますので、左甚五郎作の眠り猫の眠りはノンレム睡眠であると結論されます。ヒトのオトガイ筋とオトガイ下筋は、動物の抗重力筋の特徴をもつ例外的な骨格筋であるということになります。

ちなみに、レム睡眠の時には、猫は下の写真のような姿勢になってしまいます。抗重力筋（猫の場合は頭を支える項筋）の活動がないので、もはや頭は地面にくっついてしまうのですね。

レム睡眠の段階

つぎにレム睡眠についてご説明しましょう。前にも書きましたように、レム睡眠の時には電気眼球図に急速眼球運動が現れるという特徴があります。また、オトガイ筋筋電図の活動も消失します。ただし、ピクつきに相当する持続の非常に短い筋活動が時折みられます。脳波は最も浅いノンレム睡眠の段階1に似て、低振幅の様々な周波数の波が混在するパターンをとります。動物によってはレム睡眠のときに覚醒時と同じくらいに速い波が出るものもあります。このことは、レム睡眠のときには脳の活動レベルが覚醒時に匹敵するほど高いものであることを

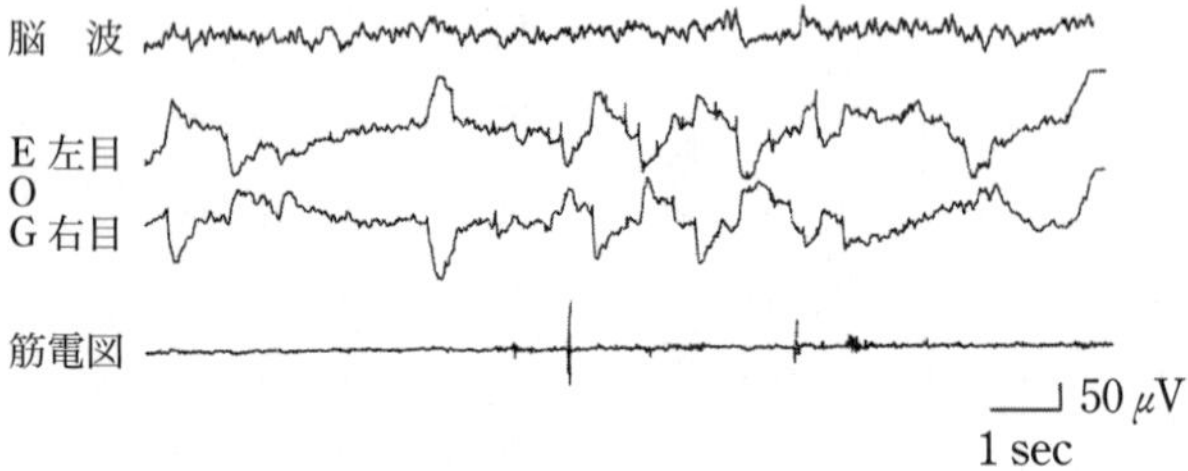

図 3-7　レム睡眠の時期の記録．脳波には低振幅の様々な周波数の波が混在するパターンが現れる．オトガイ筋の筋活動は消失し，急速眼球運動が活発に出現する．

示しています。

図3-7のように、レム睡眠の時期には急速眼球運動が現れます。鮮明な夢はもっぱらこのレム睡眠の時期に体験するものです。過去にはこの眼球運動は夢の世界で対象を目で追っている動きであるとの説もありました。例えば、左右交代で十数回の水平方向の眼球運動が現れた直後に寝ていた人を起こして夢の内容を問うたところ、「テニスのラリーを見ていた」との内省が得られた、といった具合です。現在ではこの説は否定されていますが、急速眼球運動が頻発している時期の方が夢体験も豊富であるという特徴はあります。

ところで、夢の中でどんなに激しく体を動かしても、運動効果のないピクつきを除いて実際に体が動くことはありません。その理由はレム睡眠の時期に全身の骨格筋に「ブレーキ」が働いているからです。赤ちゃんではこのブレーキの発達が未熟なので、レム睡眠の時期に笑ったり、体を動かしてしまいます。

赤ちゃんのまぶたは薄いので、目をつむっている時の急速眼球運動は十分に観察可能です。皆さんも確かめてみてください。ちなみに成人では睡眠に占めるレム睡眠の割合は二〇〜三〇％程度のものですが、赤ちゃんでは眠っている時間の約半分がレム睡眠です。

骨格筋のブレーキを司るのは脳幹部の橋と延髄にある神経です。猫の実験によると、左右のこの部位を同時に破壊すると、覚醒時の猫の行動には異常がありませんが、レム睡眠になるたびに首をもたげ、幻の対象を威嚇したり、幻の獲物に襲いかかるようになります。このことから、動物（猫）も実際に夢を見ていることがうかがわれますね。

ヒトの場合、このブレーキがうまく働かないのは赤ちゃんだけではありません。高齢の方に多いのですが、「レム睡眠行動障害」という病気があります。この病気の患者さんは、先ほどの脳幹部を破壊した時の猫と同じように、夢の中での行動がそのまま表に出てしまいます。軽症の場合は、レム睡眠の時期に明瞭な寝言をしゃべる、笑う、叫ぶ、中空に手を伸ばしてまさぐるような動作をします。

ところが、重症になると、起き上がって走ろうとして転んで怪我を負ったり、タンスや隣に休む奥さんに攻撃を加えたりすることがあります。報告によると、ある患者さんは夢の中で「熊に襲われている妻を助けようと、熊と格闘していた」とのことですが、実際には奥さんに馬乗りになって首を絞めようとしていたといいます。奥さんが上げる悲鳴で夢から覚めたそうです。その夢の内容を話してもらったところ、その内容が患者さんの実際の行動と見事に符合していました。また、目覚めた後の患者さんの精神状態はまったく正常でした。図3-8は、私たちが治療に当たったレム睡眠行動障害の患者さんの様子です。レム睡眠になると中空に手を伸ばし、「オーイ、こっちへ来い！」などと呼びかけていました。

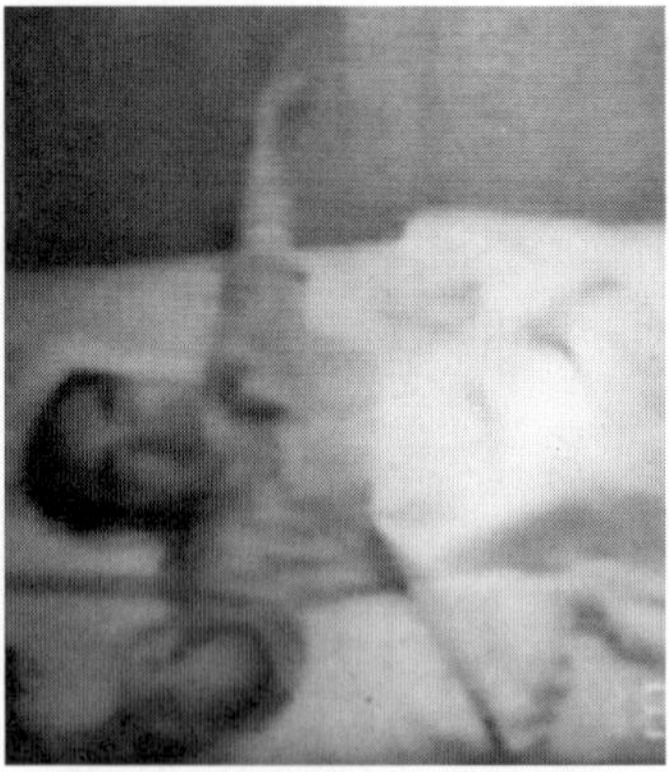

図 3-8　レム睡眠行動障害の患者さんの様子．

レム睡眠行動障害は心身ともにまったく異常のない高齢者にみられることが多く、このタイプのものを「特発性レム睡眠行動障害」と呼びます。欧米ではしかし、障害を発症後何年もしてから、約半数の特発性レム睡眠行動障害の患者さんがパーキンソン病やレビー小体型認知症を発症することがわかっています。特発性といえども、レム睡眠の時期に働くブレーキ装置が壊れているのですから、やはり何らかの病的過程が働いていると考えられると思います。ただし、日本の睡眠研究者の間では日本人の特発性レム睡眠行動障害が後にパーキンソン病などを発症することは欧米人に比べてずっと低いのではないか、という意見が多いようです。

一晩の睡眠の経過

先ほど述べたように、睡眠はノンレム睡眠とレム睡眠からなり、ノンレム睡眠はさらに最も浅い段階１から段階４に分けられます。これらの各睡眠段階は不規則に交代するのではなく、一定の法則に沿って現れ、交代します。

ここで、もう一度、図１-２の上段（19ページ）をご覧ください。これは、一晩の睡眠経過を表す睡眠経過図です。縦軸は覚醒と睡眠の各段階を示し、横軸は時刻を示します。上段は正常人の、下段はナルコレプシーの患者さんの一晩の睡眠経過です。

正常人の一晩の睡眠は浅いノンレム睡眠で始まります。次第に睡眠は深まり、約六〇〜九〇分を経て、初めてレム睡眠が現れます。その後はノンレム睡眠とレム睡眠が約九〇分の周期で繰り返し現れます。深いノンレム睡眠は一晩の前半に多く現れ、明け方に向かって睡眠はだんだん浅くなります。レム睡眠の持続時間は一晩の初めは短く、朝に向かって長くなります。

ところが、ナルコレプシーの患者さんでは、一晩の眠りがいきなりレム睡眠から始まってしまいます。これを「入眠時レム睡眠期」と呼びます。そのために患者さんは、レム睡眠の夢を

表 3-2　多回睡眠潜時検査(MSLT)と覚醒維持検査(MWT)の比較.

	MSLT	MWT
目　的	眠気の強さを評価	覚醒維持機能を評価
被検者への指示	眠るよう指示	眠らないよう指示
開閉眼	閉　眼	開　眼
環　境	暗　い	暗　い
姿　勢	臥　位	座　位
入眠判定	睡眠段階 1 が 3 区間連続 またはそれ以外の睡眠段階	睡眠段階 1 が 3 区間連続 またはそれ以外の睡眠段階
検査の終了点	入眠潜時測定 　入眠が確認された時点 　入眠せず 20 分経過した時点 レム潜時測定 　レムが確認された時点 　入眠後 15 分経過してもレムが未確認 　入眠せず 20 分経過した時点	入眠潜時測定 　入眠が確認された時点 　入眠せず 20 分経過した時点 レム潜時測定 　レムが確認された時点 　入眠後 10 分経過してもレムが未確認 　入眠せず 20 分経過した時点
測定回数	4〜5 回	4 回

幻覚として（入眠時幻覚）、全身の骨格筋にかかるブレーキを金縛り（睡眠麻痺）として体験することになります。

眠気を計る

ここで表3-2をご覧ください。多回睡眠潜時検査（MSLT）とは、眠気が強いほど寝つくのに要する時間は短いと仮定して、日中に二時間おきに一日四、五回、二〇分にわたって暗く静かな部屋で臥床させて眠るように指示し、寝つくまでの時間を繰り返し測定する検査です。二〇分間の検査の間に、眠りが訪れなかった場合の入眠潜時は二〇分とします。四、五回の睡眠潜時の平均値を「平均睡眠潜時」と呼び、八分以上が正常値です。正常人でも寝不足の状態では八分を割り込むことは稀ではありません。したがって、通常、ＭＳＬＴの前夜に睡眠ポリグラフ検査を行い、十分な睡眠を確保していることを確かめます。ＭＳＬＴはナルコレプシーの診断を目的とする場合には健康保険の適用がある検査です。

よく似た検査に、覚醒維持検査（ＭＷＴ）があります。ＭＳＬＴと同様に、昼間二時間おきに睡眠潜時を測定するのですが、検査を受ける人はリクライニングシートにもたれた姿勢で検査を受けます。さらに、「座ったまま、できるだけ起きていてください」と指示を与えます。一回の検査時間は四〇分とすることが推奨されています。明確な基準はないのですが、一一分以下なら眠気ありとされることが一般的です。

さて、二つの検査の眠気はどう異なるのでしょう。私たちの回りには、どこでもすぐ眠れると豪語なさる方がいらっしゃいますね。そういう方のうち、ひとの講演を聴講するときや、単純な作業をやっているときなどに居眠りをしてしまう人と、寝てはならないときにはずっと起きていられる人の両者がいらっしゃるでしょう。前者はＭＳＬＴもＭＷＴも入眠潜時が短い方に相当し、後者はＭＳＬＴの入眠潜時は短いけれどもＭＷＴは正常という方に相当します。国会中継をみていますと、前者が圧倒的に多いように見受けられますね。

第4章

うつ病は不眠の背後に

不眠症と睡眠不足

不眠と睡眠不足で共通しているのは、少なくとも自覚的には睡眠の量が少ないという点です。「少なくとも自覚的には」とお断りした理由は後で述べます。では、不眠症のモデルとして、睡眠時間を制限した健康な人というのは適切でしょうか？　皆さんも睡眠不足の経験が必ずあると思います。

睡眠不足になると、とにかく眠くて、少しでもチャンスがあると眠ってしまいます。若手の頃には私も、教授回診の最中に立ったまままよく居眠りをしました。症例検討会の時もすぐに居眠りをするので、意地悪な先輩によく指名されて恥ずかしい思いをしたものです。頭がぼーっとして能率が悪い、ケアレスミスをするなど、医者として良くない状態だなと思っていました。

医師が極めて多忙であることはご存知のとおりです。とくにアメリカの研修医（レジデント）の勤務が苛烈であることは、「ＥＲ」などのドラマを通じてご存知の方も多いと思います。では、この過酷な勤務が医療事故につながらないものでしょうか。心配になりますよね。この点について、実験的に、レジデントの勤務ローテーションを従来どおりとしたグループ（三人で二四時間／週七日をカバー）と、それを少し緩和したグループ（四人で二四時間／週七日をカバー）の医療事故発生のリスクを比べた結果が報告されています。緩和したといっても、四人で二四時間／週七日のスケジュールは十分にハード・スケジュールです。しかし、報告によると、勤務形態を少し緩めるだけで深刻な医療事故のリスクが半減したということです。

実際に観察された深刻な医療事故のリスクの実例として、「不整脈治療のための電線がすでに入っている動脈にカテーテルを押し込もうとした」「ある抗生物質にアレルギー歴のある患者さんにその抗生物質を投与した」など、一歩間違えば命にも関わるような重大なものが含まれていました。従来どおりの勤務形態の時には、投薬ミスと見立て違いが最も多かったというのですから、こわいですね。アメリカではこのような報告が相次いでなされた結果、レジデントの過酷な勤務状況は改善されたそうです。

しかし、「そんなぬるいことをやっていては一人前の臨床医は育たない」という意見がオールド・プロフェッサーの間ではまだ根強く残っています。翻って日本の救急病院の現状を考えると、まだまだ心配なところがあります。とくに、医師不足のため小児科医などの専門医が救急当直できない東北地方の現状にはつらいものがあります。地元の公立病院などでは、たった一人か二人しか小児科医はいないのが実情です。それでも小児の救急患者なら必ず小児科医が

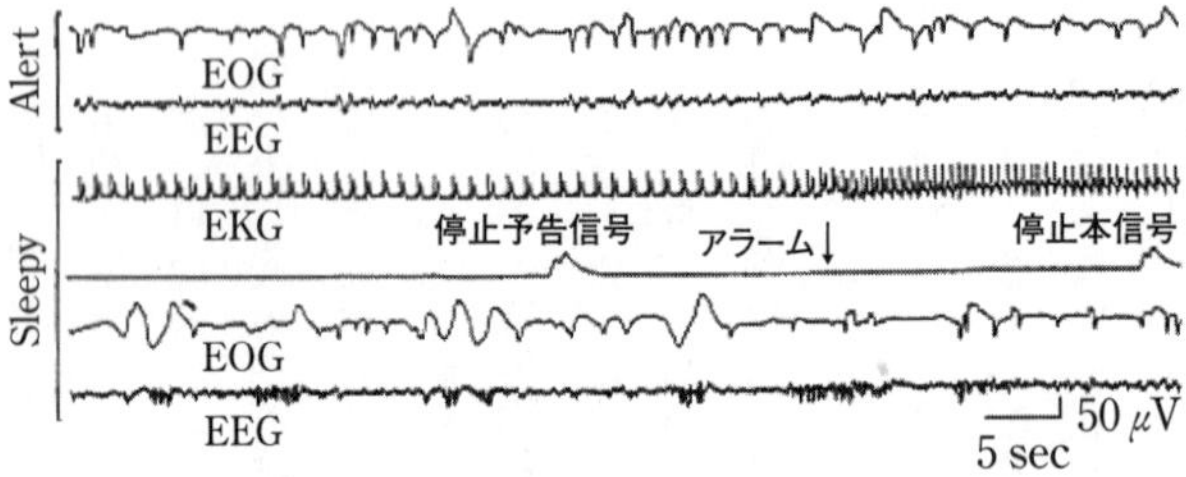

図 4-1　優良運転士が夜行貨物を運転中の記録.（Torsvall ら，1987）

診ることを要求されると、睡眠不足・過労による医療事故が増えるか、医師が燃え尽きていなくなってしまう事態を招く危険があります。

「眠気は根性で克服できる」とおっしゃるオールド・プロフェッサーの根性論は幻想です。実験で示しましょう。図4-1をご覧ください。北欧の列車運転士の中から「われこそは」という優良運転士をつのり、運転士が夜行の貨物列車を実際に四時間半にわたって運転している時に携帯型脳波計を装着させて、その覚醒度を計った研究です。驚くべきことに、一一名の優良運転士のうち四名が居眠りをしたことが見いだされました。そのうちの二人は信号に正しく反応できなかった、とのことです。

図中で「Ａｌｅｒｔ」とある上段は、覚醒状態の記録です。「Ｓｌｅｅｐｙ」とある下段は、眠気の強い時の記録です。ＥＥＧは脳波、ＥＯＧは電気眼球図で、目の動きを表す電気信号。ＥＫＧは心電図です。覚醒時にはＥＯＧに瞬き（下向きの尖った波）と、素早い眼球運動が記録されています。一方、眠気が強いとき(下段の左半分)にはそのような瞬きは少なく、ゆっくりした振り子様の眼球運動がみられ、脳波には浅い眠りのパターンが現れています。停止の予告信号が点灯し、アラーム音がなってもしばらくはまどろみが続き、ハッと目覚めた後には瞬きと素早い眼球運動が現れ、急ブレーキをかけています。心電図をみると、目覚めの後に心拍数が著しく増加しています。びっくりして目覚め、ドキドキしたのですね。幸いにも停止の本信号が点灯する前に、ブレーキは間に合ったようです。

睡眠負債

毎日の睡眠不足は蓄積していきます。これを「睡眠負債」と呼んでいます。一日に必要な睡眠時間を三時間ずつ削ると、八日で二四時間になりますね。そうすると、一日完全徹夜をしたのと同じ程度に作業能力が落ちる可能性があるのです。本来七時間の睡眠が必要な人が、様々な事情で睡眠時間を四時間に削る場合がそれに相当します。多くの人は、この溜まった睡眠負債を週末に爆睡することでまとめて返しています。

睡眠負債が溜まっているのに、早朝からゴルフや釣り、山菜採りのために早起きして車で遠出をするのは、徹夜明けで運転するのと同じくらいに危険なことです。実際に、徹夜とアルコール摂取の運転に及ぼす影響を比べた研究があります。その研究の方法を紹介しましょう。この研究では、一人の被験者を運転シミュレーターに乗せて、その運転能力を繰り返し測定します。まず、覚醒している時間を次第に延長して、その連続覚醒時間と運転能力の低下の程度を調べます。次に飲酒させて血中のアルコール濃度とその運転に与える影響を調べます。その研究によると、徹夜後の運転能力の低下の程度は、飲酒運転のそれに匹敵するとのことです。

最近、道路交通法が改正され、事故を起こした時に飲酒していた、あるいは、薬の影響で運転に支障が出ていたと判断された場合には、今まで以上の厳罰に処せられることとなりました。しかし、寝不足を計る機械はありません。飲酒運転と同じくらいに危険な徹夜明けの運転能力低下が放置されているのは問題です。

眠気に大きな影響を与える条件は、睡眠不足の程度だけではありません。もう一つの大きな要因は「時刻」です。すなわち、だれでも眠くなる時間帯があるのです。眠気のピークは、午前四時頃と午後二時〜四時頃です。図4-2をご覧ください。重大な交通事故である死亡居眠り運転事故の発生も、この時間帯にピークがあります。とくに大きな事故が起こりやすいのは、最も交通量の少ない時間帯である夜明け頃です。ゴールデンウィークや年末の帰省に自家用車を利用なさる方は、どうかご注意ください。午後の眠気のピークはちょうど昼食後の時間帯で

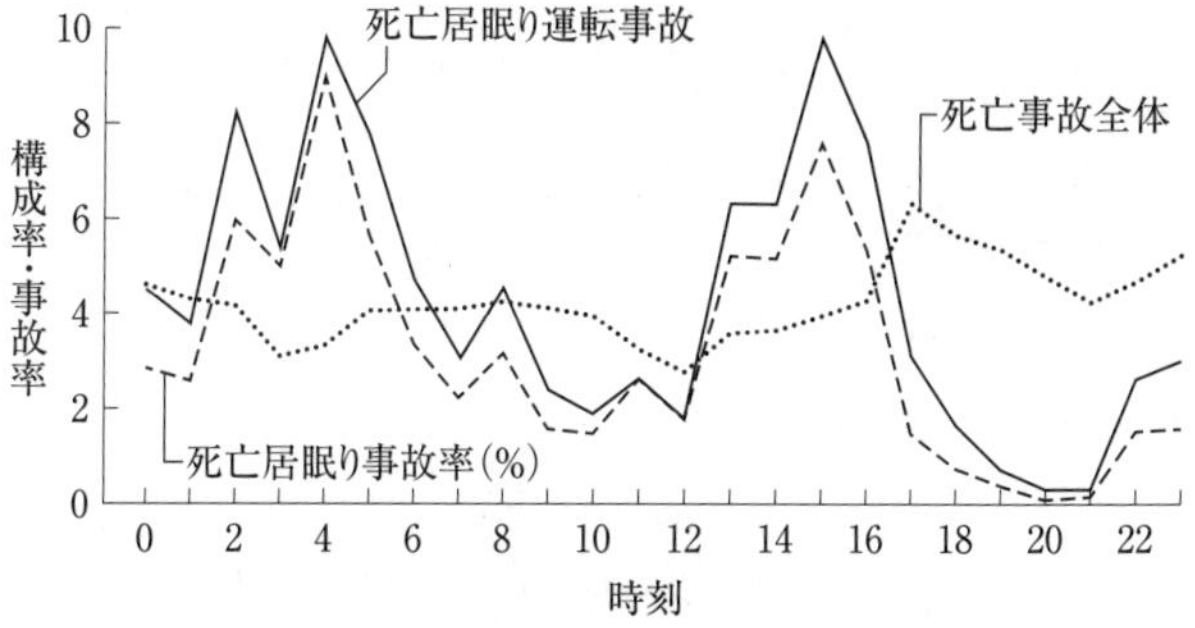

図 4-2　死亡居眠り運転事故の 2 つのピーク．（西田，2003）

す。食事の影響もありますが、食事を抜いてもこの時間帯の眠気は残ります。教師にとって、午後の一時間目の授業を担当するのはつらいものです。

少し横道にそれましたが、健康な人が睡眠不足に陥ると、どこででもすぐに眠ってしまいます。それに対して、不眠症の人は、睡眠負債をたっぷり溜め込んでいるはずにもかかわらず、昼寝ができません。それなのに、会議や観劇の最中には不覚にも居眠りをしてしまうのです。枕が変わるとますます眠れなくなるのかというと、さにあらず。不眠症の患者さんは旅先や病院のベッドなど、普段の寝室とは異なる環境ではかえって眠れることも多いのです。つまり、眠ろうとすると眠れず、眠ってはならない場面では不覚にも眠ってしまうのです。

不眠症の患者さんには、夜間のみならず昼間にも不安と緊張がみられます。患者さんの多くは、昼間から「今夜は眠れるだろうか、眠れないと大変だ」と心配しています。眠れないことについての不安やつらさが強いのに加えて、眠気や疲労感、いらいら感、不安感を感じ、注意力や作業能率が低下していると自覚しています。その割にはミスも少なく、作業能率もあまり低下していないのが特徴です。

不眠症のモデル

以上のことから、健康人を睡眠不足にしても不眠症の患者のモデルにはならないことがわかります。では、どのようにすれば健康な人を不眠症のようにすることができるでしょうか。その答えは、カフェインです。コーヒーや紅茶、緑茶に含まれるカフェインは、脳の中にある天然の睡眠物質の一つ、アデノシンに拮抗する作用があります。ちなみに、アデノシンは脳のエネルギーのもとであるＡＴＰという物質の分解産物です。脳が活発に活動した結果、蓄積する一種の老廃物質が眠りをもたらすわけです。そういう巧妙な仕組みが脳にはあるのです。

アデノシンは睡眠中枢である視床下部前部に作用して、その部の活動を高めます。その睡眠中枢から視床下部後部にある覚醒中枢を抑える指令が送りだされます。ちなみに、覚醒中枢にはヒスタミンをつくる神経細胞があって、それが全脳にヒスタミンを送り込むことで覚醒が生じます。
図4-3をご覧ください。視床下部後部は、第一次世界大戦の前にヨーロッパで流行した嗜眠性脳炎（エコノモ脳炎とも言います）のターゲットです。嗜眠性脳炎とはその名の通り、患者さんが一日中まどろむようになるという特異な臨床症状が特徴の脳炎です。ウイルスが原因であろうと推測されていますが、当時はウイルスという概念すらない時代だったので、今となっては病因は不明です。

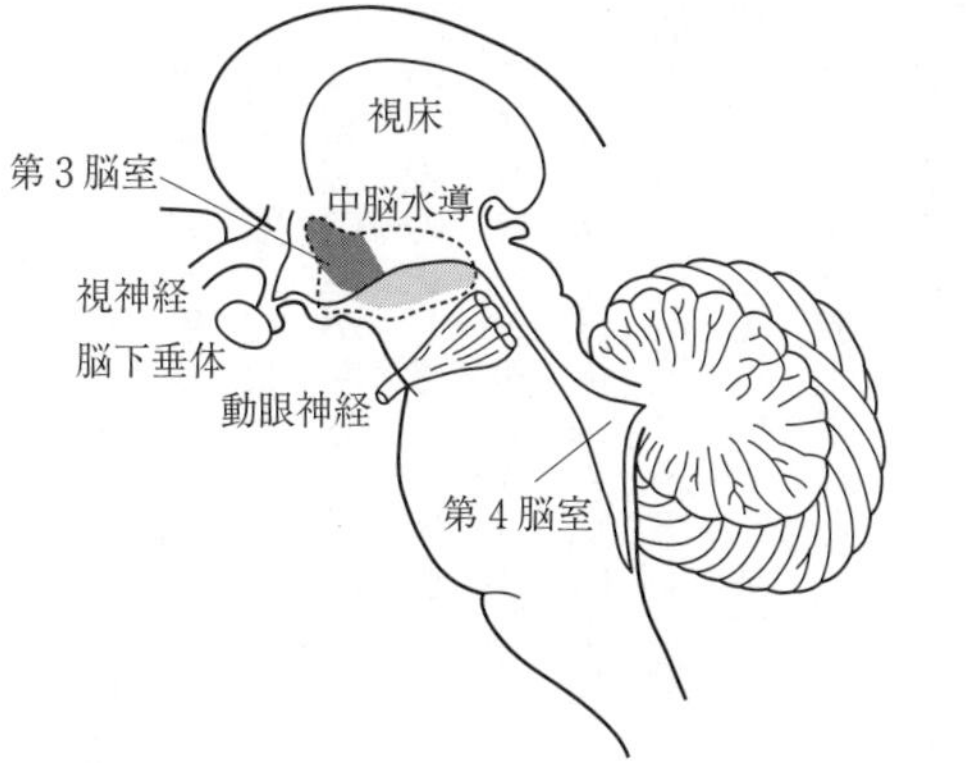

図4-3　ヒトの脳幹部の縦断図．うすい灰色の部位に病変のある患者は嗜眠状態を呈し，濃い灰色の部位に病変のある患者は著しい不眠をきたした．エコノモは，うすい灰色の部位に覚醒中枢が，濃い灰色の部位に睡眠中枢が存在すると考えた．

オーストリアの神経病理学者エコノモは、嗜眠性脳炎で亡くなった患者さんの脳標本を調べ、眠り込む患者さんでは共通して視床下部後部に病変があることを見いだしました。その所見に基づいて、エコノモは視床下部後部には覚醒の中枢があると考え、その覚醒中枢が障害されるために、患者さんは嗜眠に陥るのだと結論したのです。

ちなみに、視床下部前部が障害された患者さんは強い不眠を呈したので、エコノモは視床下部前部には睡眠中枢があると考えました。睡眠についての生理学的研究がまだ黎明期にあった当時に、臨床観察と脳の病理所見のみに基づいて、視床下部前部には睡眠中枢、視床下部後部には覚醒中枢があると指摘したエコノモの学説は、当時としては画期的なものでした。しかも、その学説の正しさは、現在でも認められているのです。この覚醒中枢にはヒスタミン神経に加えてオレキシン神経が含まれることは第1章で述べたとおりです。

この視床下部後部の覚醒中枢から脳全体にヒスタミンが供給されます。ヒスタミンの作用に拮抗する薬物が抗ヒスタミンです。抗ヒスタミンはかゆみ止めとして、あるいは抗アレルギー剤としてよく使われています。皆さんも使ったことがあるでしょう。服用後に眠気がでるのは覚醒中枢から放出されるヒスタミンの作用を抑えてしまうためです。最近の抗ヒスタミン剤には眠気をほとんど生じないものがありますね。その理由は、新型の抗ヒスタミンが脳内にほとんど入らない化学構造をとっているからです。

ところで、一杯のコーヒーにはカフェインが五〇〜一〇〇ミリグラム、緑茶や紅茶にも数十ミリグラム含まれます。このカフェインを毎日一四〇〇ミリグラムも摂取し続けると、約二週間で健康人にも夜には不眠が、昼間にはいらいらがみられるようになります。すなわち、不眠症の人は、コーヒーの慢性飲みすぎの状態に近いといえるでしょう。

余談ですが、国内に展開するある米国系のコーヒー店のコーヒーには、通常の二〜三倍のカフェインが含まれているといわれます。このお店のファンの方の中には、もしかすると寝不足の方が多いかもしれません。

不眠症は昼間の病気

「不眠」とひと口に言っても、いろいろなタイプがあります。寝つくのに時間がかかる「入眠障害」、眠りに入っても何度も目が覚めて再び寝つくのに時間がかかる「中途覚醒」、一度目が覚めるとなかなか眠りに戻れない「再入眠障害」、普段の起床時刻よりも早く目が覚めてしまう「早朝覚醒」、眠りが浅い、朝に十分に眠ったというリフレッシュ感がないと感じる「熟眠障害」などがそれです。一人の人に複数の不眠のタイプがみられることも多いのです。

若者では入眠障害が多くみられますが、中年以降には中途覚醒、再入眠困難が増えます。不眠を持つ人の割合は、年齢を重ねるにつれて増えます。図4-4をご覧ください（粥川裕平先生らの調査）。その傾向はとくに女性で顕著で、六〇歳を超えると何らかの不眠を自覚する人の

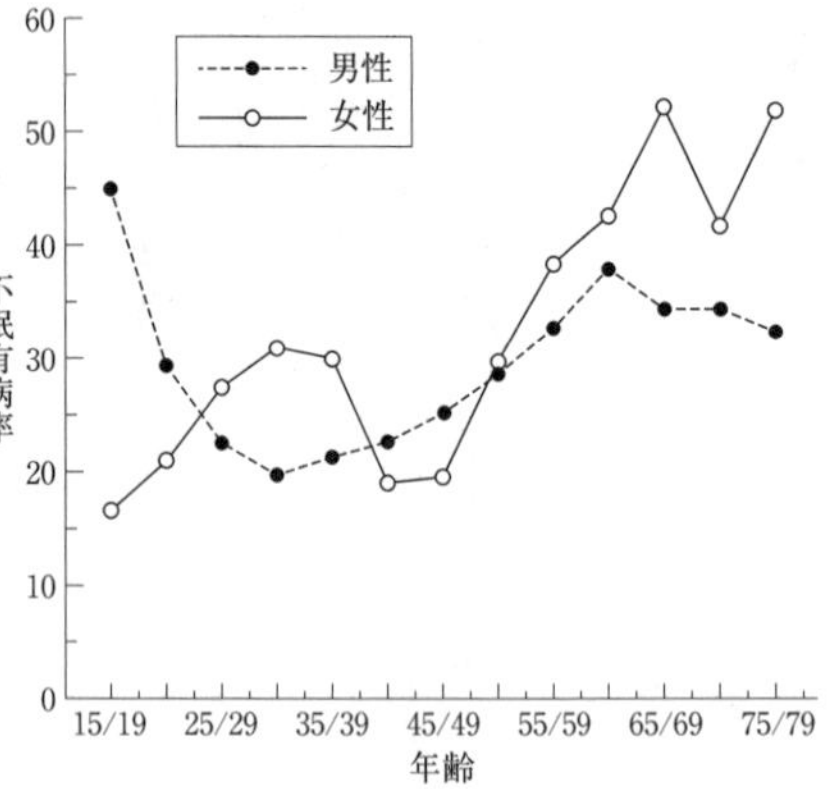

図 4-4　日本における不眠有病率.（粥川，1997）

割合は約半数にも達します。

しかし、何らかの不眠の症状がある人がすべて不眠症かというと、そうではありません。眠れない時間帯に深夜ラジオを楽しむ、別室で読書やパズルに挑戦するなど、夜間に目覚めている時間を有効に使っている人たちも沢山います。このような人たちは、不眠があるのに昼間の生活や気分にほとんど問題がありません。そういう場合は、不眠があっても「不眠症」とは診断しないことになっています。

一方、眠れない時間を苦痛に感じている人は、多くの場合、日中に前述の多様な症状、すなわち、眠れないことについての不安やつらさ、眠気や疲労感、いらいら、憂うつなどを感じ、注意力や作業能率が低下していると自覚しています。このように、不眠に苦しみ、さらにそのために昼間の生活にも支障があると感じている方が、不眠症として診断されるのです。不眠と不眠症は異なるという点にご注意ください。「不眠症」は夜の病気というのみではなく、昼間の病気という側面もあるのです。

眠りを振り返る

さあ、それでは皆さんの眠りはいかがでしょうか。表4－1に掲げたのは「アテネ不眠尺度」です。これは、ＷＨＯ（世界保健機関）のサポートの下に「睡眠と健康に関する世界プロジェクト」が作成した、世界共通の不眠症判定法です。八つの質問に対する回答を、最大二四点で数値化し、客観的に不眠度を測定できます。合計得点が四点未満の場合は、睡眠障害の心配はありません。四～五点の場合は、不眠症の疑いが少しあります。できれば医師に相談してください。六点以上の場合は、不眠症の疑いがあります。医師にすぐ相談しましょう。

五つのＰ

不眠とは頭痛と同じように症状の名前で、原因は様々です。不眠の原因はよく「五つのＰ」としてまとめられます。五つのＰとは、physical（身体的要因）、physiological（生理学的要因）、pharmacological（薬理学的要因）、psychological（心理学的要因）、psychiatric（精神医学的要因）の頭文字が共通してＰであることに由来しています。

表 4-1　アテネ不眠尺度．

下記のＡからＨまでの，８つの質問に答えてください．過去１カ月間に，少なくとも週３回以上経験したものにチェックしてください．選択肢の先頭についている点数の合計で結果が診断されます．

A　寝つきは？(布団に入ってから眠るまでに要する時間)

0	いつも寝つきはよい	1	いつもより少し時間がかかった
2	いつもよりかなり時間がかかった	3	いつもより非常に時間がかかった

B　夜間，睡眠途中に目が覚めることは？

0	問題になるほどではなかった	1	少し困ることがあった
2	かなり困っている	3	深刻な状態か，まったく眠れなかった

C　希望する起床時間より早く目覚め，それ以上眠れなかったか？

0	そのようなことはなかった	1	少し早かった
2	かなり早かった	3	非常に早かったか，まったく眠れなかった

D　総睡眠時間は？

0	十分である	1	少し足りない
2	かなり足りない	3	まったく足りないか，まったく眠れなかった

E　全体的な睡眠の質は？

0	満足している	1	少し不満
2	かなり不満	3	非常に不満か，まったく眠れなかった

F　日中の気分は？

0	いつも通り	1	少しめいった
2	かなりめいった	3	非常にめいった

G　日中の活動について(身体的及び精神的)

0	いつも通り	1	少し低下
2	かなり低下	3	非常に低下

H　日中の眠気について

0	まったくない	1	少しある
2	かなりある	3	激しい

ここで、それぞれのPについて、その具体的内容をみてみましょう。まず、身体的要因による不眠は、疼痛（とうつう）、頻尿、かゆみ、咳、呼吸困難などによって生じる不眠です。生理学的要因による不眠は、騒音、光、不快な温度など寝室環境が良くないことで生じる不眠です。その中には、引っ越しや旅行などの環境変化に対する生理的反応、時差ぼけや交代勤務に起因する時間生物学的要因による不眠、フトンの中でのスマホの使用など好ましくない生活習慣により引き起こされる生活習慣的要因による不眠も含まれます。

薬理学的要因による不眠は、薬物や酒などの嗜好品による副作用ないしは離脱などによる不眠が含まれます。睡眠薬代わりに寝酒をたしなむ人も多いでしょう。寝酒は寝つきを助ける作用があるものの、アルコールが抜ける時間帯になると強い覚醒作用をもたらし、中途覚醒や早朝覚醒の原因になります。また、アルコールには耐性が生じやすいので、寝酒の量は次第に増える危険があります。いちど習慣になった寝酒を急に中断すると不眠が生じます。薬による不眠としては、C型肝炎の治療などに用いられるインターフェロン、降圧薬のベータ・ブロッカー、アレルギー疾患などに用いるステロイド、気管支拡張剤などがあります。

心理学的要因による不眠としては、試験前の受験生や手形が落ちるかどうかを案じている社長さんなどのように、過度のストレス、緊張などによる急性不眠がその代表です。「不眠症」

は急性の不眠に引き続き、ストレスが去った後にも持続する慢性の不眠を指します。不眠症には、その鍵概念として「三つのP」があります。これについては後述します。

最後に、精神疾患に伴う不眠では、うつ病、統合失調症、不安性障害(神経症)などの精神障害などによる不眠がその代表です。医療機関を受診する不眠の原因としては、最も多いものです。

三つのP

「五つのP」と紛らわしいですが、不眠症の鍵概念として「三つのP」というものがあります。準備因子(predisposing factor)、結実因子(precipitating factor)、永続化因子(perpetuating factor)の三つです。

慢性の不眠の患者さんは、もともと不眠に陥りやすい「素質」を持っています。些細な出来事や、環境の影響で眠りが悪くなりやすい人であることが多いのです。この素質が「準備因子」に相当します。一時的なストレス、例えば、けがや病気による短期間の入院、試験前、手形が落ちるかどうかといった経済的問題、夫婦喧嘩や嫁姑問題などの出来事にさらされると、普通の人でも睡眠が妨げられるものです。そのうえ、準備因子の持ち主がストレスにさらされた場合には、一層明らかな不眠が出てきます。この不眠の契機となる出来事が、不眠症の「結実因子」に相当するものです。先ほどの「５つのＰ」は、結実因子に相当することになります。

普通の人であれば、ストレスの消失とともに不眠も改善します。しかし、慢性の不眠の患者さんの場合には、ストレスと不眠が持続している間に「永続化因子」が働いてしまい、ストレスが去った後にも、さらに不眠がつづくことになるのです。不眠を長引かせる永続化因子は、「身体化された緊張」と「学習された睡眠妨害的連想」という、二つの要因の相互強化の結果であると考えられています。

慢性の不眠の患者さんには、不眠に対する過度のとらわれが認められます。「今夜は眠れるだろうか？」「眠れないと大変だ、どうしよう」などといった不安に満ちたこだわりが日中の緊張を高めます。また、眠ろうとする努力が、かえって入眠を妨げることにもなります。眠りはリラックスしないと訪れないものです。ところが、慢性の不眠の患者さんは、眠くもないのに早めに寝床に入ったり、一生懸命に眠ろうと努力してしまいがちです。そのような努力の結果、ますます目が冴えることになります。そのことを自覚すると慌ててしまい、「やっぱり眠れない。大変だ、どうしよう」と、さらに不安と緊張が高まり、ますます眠れなくなってしまうのです。これが「身体化された緊張」です。

眠れないまま寝室で緊張や翌日への影響を心配してもだえる夜を繰り返していくと、次第に自宅の寝室、寝床、就眠前の身繕いなどの状況が精神緊張を高め、不眠をもたらす条件刺激となってしまいます。ここに、自宅の寝床に入ると目が冴えるという悪しき学習が完成します。そうして不眠が永続化していく道筋が整ってしまうわけです。これが「不眠症」です。

よく眠れているのに不眠症？

不眠を強く訴える患者さんのうちには、はたから見るとよく眠っているように見える方が少なからずいます。これは不眠症の謎のひとつです。例えば、「先生、昨夜はほとんど一睡もできなかったんですよ」と私に訴える患者さんがいます。すると、横からご主人が「いびきをかいて、よく寝ていたじゃないか」と口を出したりします。外見からはわからないのですが、不眠症では患者さんの訴えと実際の眠りが異なることはしばしば起こります。

このような患者さんの夜間睡眠を睡眠ポリグラフによって検査すると、寝つくのに要する時間、夜間の眠りの深さ、中途覚醒時間、朝の目覚めの時刻などは、患者さんの自覚している不眠の程度よりも、よほど軽いことがよくあります。客観的な検査の所見では、まったく正常の眠りであることも稀ではありません。睡眠障害の国際分類では、このような患者さんを「睡眠状態誤認」「逆説性不眠」と診断することになっています。

では、このような患者さんの睡眠にはまったく問題がないのかというと、いろいろな意見があります。基本的に正常な眠りであるとする見解のほかに、例えば、睡眠の脳波に覚醒時と同じ周波数の成分が混じっているという意見、眠っているときに通常みられるエネルギー代謝量の低下があまりみられないとする意見、交感神経など、自律神経系が休養モードに入っていないという意見などがあります。うつ病などの精神疾患に伴う不眠の場合には、このような不眠の自己評価と検査による客観評価に大きな食い違いはありません。不眠に関する自己評価が客観評価に比べて悪いというのは、不眠症の患者さんには一般的にみられる傾向です。

ところで、睡眠薬の開発にあたり、その効果を睡眠ポリグラフ検査で実証するようになったのは比較的最近のことです。以前はもっぱら患者さんの自己評価に基づいて睡眠薬の有効性の評価を行っていたのです。また、不眠に関する多くの疫学的研究は、睡眠の主観的自己評価に基づいて行われています。ですから、不眠症の患者さんの中には客観的にも睡眠が損なわれている人たちと、主観的にだけ睡眠が損なわれている人たちの両者が含まれていることになります。

認知行動療法はどんな不眠症にも効く？

不眠症のもう一つの謎は、先ほど示した「五つのP」にまつわるものです。あとで詳しく解説しますが、いわゆる慢性不眠症（アメリカ精神医学会の『精神疾患の診断・統計マニュアル第4版』では原発性不眠）に対する認知行動療法として開発されたものに、CBT-I（Cognitive Behavioral Therapy for Insomnia）があります。これは、有効性と安全性が確立したもので、欧米では広く行われるようになってきています。

CBT-Iは「三つのP」のうち、永続化因子に働きかける治療法です。もともと不眠症の治療を目的としているものですが、心身の基礎疾患や薬物による慢性不眠、すなわち二次性不眠にも有効であるという証拠が近年積み重ねられてきています。これは、慢性不眠の成り立ちが一つであることを示唆するものです。つまり、不眠の「五つのP」は、慢性不眠の成り立ちのうちの結実因子の分類にすぎず、慢性化した不眠は「一つ」であるという考え方が主流になりつつあるのです。

すなわち、乳がんによる不眠、腰痛による不眠、うつ病による不眠などと、不眠の原因となる疾患や、病態の症状としての二次性の不眠という考え方から、それらの疾患や病態に慢性不眠症が合併したという見方にパラダイムシフトしつつあるというのが現状です。実際、二〇一五年に改訂されたアメリカ精神医学会による『精神疾患の診断・統計マニュアル第５版』（ＤＳＭ-５）では、一つ前のＤＳＭ-４で使われていた「原発性不眠」という言葉を廃し、「不眠性障害」という新しい診断名が採用されました。

原発性とは、続発性あるいは二次性という言葉の対概念です。他の病気や障害による不眠が続発性あるいは二次性不眠であり、それに対して原発性不眠とは他の疾患によらない「純粋の不眠症」であるという考え方です。一方、不眠性障害とは、慢性不眠はたった一つのものであり、単独で現れることもあるし、独立して他のすべての疾患に合併しうるものだ、という「不眠の三つのＰ」の考え方に沿った概念なのです。認知行動療法のうつ病版と不眠症版についてはあとで詳しく解説します。

うつ病の人は不眠症にかかったと思っている

うつ病は「からだの病気」だと言っても間違いではないと思います。もちろん、うつ病では気分や意欲が障害されるのですが、同時に様々な身体症状が出現します。これは、案外、知られていません。

図４-５は、うつ病の身体症状と精神症状について患者さんが自ら医師に訴えた割合と医師

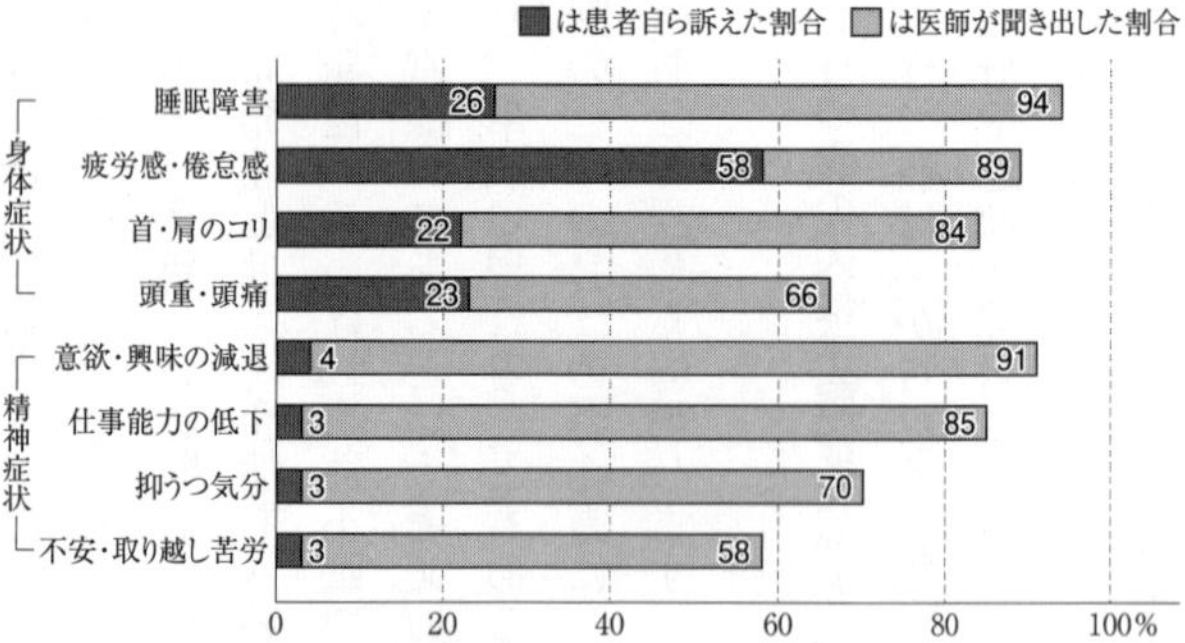

図 4-5　うつ病に見られる症状.（渡辺ら，1997）

が聞き出した割合を示したものです。まず、最も頻度の高いうつ病の症状は睡眠障害であることがわかると思います。図には示されていませんが、睡眠障害と食欲と体重の変化は、ともに九割以上の患者さんに認められます。その九割は、不眠と食欲低下・体重減少です。他にもうつ病の患者さんは倦怠感や頭痛など、体の症状ならほぼ「なんでもあり」と言ってよいほど多様な身体症状を訴えます。

しかも難しいのは、身体症状は患者さんが自ら医師に訴える症状である一方、精神症状は医師に訊かれて初めて患者さんが認める症状であることです。不眠は身体症状でもありますが、医師から訊ねることが最も容易な精神症状でもあります。医師は不眠があることを問診で確かめたら、自然な流れで他の精神症状の有無を訊ねることができます。すなわち、「眠れないのは、なんらかのストレスのせいかもしれませんね」という「前振り」が可能になり、引きつづき「意欲興味」「仕事能力」「気分」「不安」についても自然なかたちで問診をすすめることができるのです。このことからも不眠が「からだの病気」と「こころの病気」の接点にあることがうかがわれます。

ところで、「眠れない」「食欲がない」「体重が減った」「頭が痛い」「疲れやすい」などの症状を自覚したら、何科の先生にかかるでしょうか？ 図4-6に示すように、うつ病の患者さんが初めに訪れるのは内科、婦人科などの「からだのお医者さん」であり、精神科と心療内科などの「こころのお医者さん」は全体の一割足らずにすぎません。

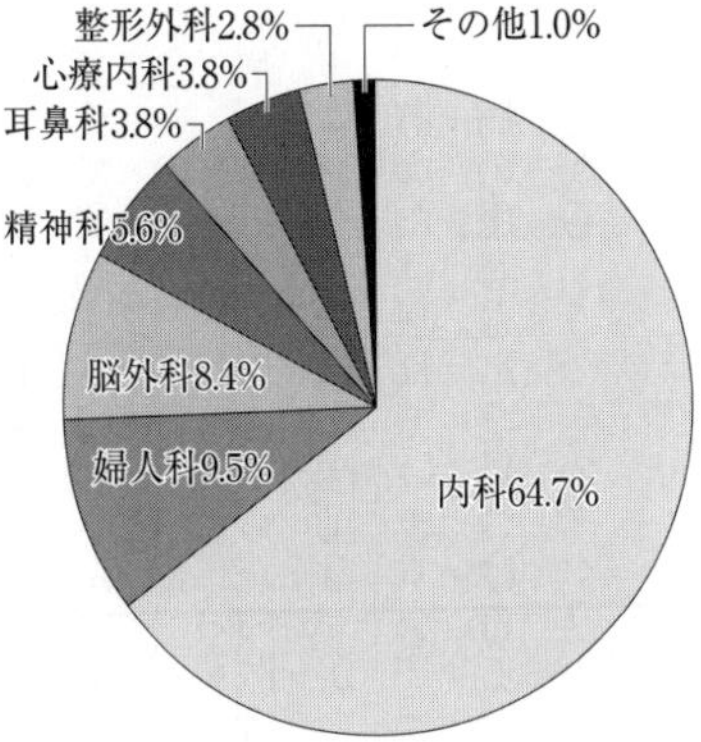

図 4-6 うつ病の患者さんが最初に訪れる診療科の内訳.（三木，2002）

では、うつ病の患者さんが内科などの医師にかかって「からだの症状」を訴え、診察と検査を受けたとします。その結果、「よかったですな、心配なものは何もないですよ」と医師に言われたらどうでしょうか？ 「え？こんなに調子が悪いのに、どうして？」と思うのではないでしょうか。少し前まではこんな医師の気持ちと患者の気持ちのすれちがいが多かったのは事実です。反対に、自ら不眠を訴えて受診する患者さん、すなわち自称不眠症の患者さんは実はうつ病にかかっていることが多いのです。

最近は、多くの「からだの医師」がうつ病の診療についてトレーニングを受けています。トレーニングを受けた医師は、からだの検査が異常なしであった段階で、自分の方から「ところで、あなたは眠れていますか?」と患者さんに訊ねることになっています。不眠を手がかりにうつ病の患者さんを見つけることは極めて有用であり、静岡県の富士市での試みが有効であったことから、うつ病のスクリーニングの方法としてこの方法は全国的に展開されています。

慢性不眠は赤信号

一九八九年、Ford と Kamerow は、ある地域の多数の一般住民を対象として不眠に関する調査を行い、一年後のうつ病の発症について調べて報告しました。その結果、不眠はどの年齢群においても約一〇%に見られ、そのうちの四割はうつ病、不安障害などの精神障害によるものであることがわかりました。さらに、精神障害によらない不眠(不眠症)をもつ住民では、その症状が一年間のうちに改善しなかった場合には、うつ病発症のリスクが約四〇倍にも達することが見いだされました。その後の同様の研究により、不眠は慢性化しやすく、不眠が慢性化した人では不眠のない人に比べて、うつ病発症のリスクが数倍に高まることがわかっています。

「メタ解析」という言葉が最近よく使われるようになってきました。これは疫学的報告や薬物などの有効性に関わる研究についてよく行われる研究方法です。例えば、慢性不眠がうつ病発症の危険因子となるかどうかを検討した研究はたくさんありますが、その結論は必ずしも一致したものではありません。個々の研究では患者さんの数が限られており、その背景も異なるので結果にばらつきが生じます。そこで、同種のテーマに関する研究報告を多数集めて、症例の数を増やし、背景の因子の偏りをならして解析をし直すのです。こうしたメタ解析を行うことにより、個々の研究よりも格段に高い精度で、そのテーマについての統計学的結論を導き出せます。

うつ病と不眠のメタ解析を例にとってみましょう。一例をあげると、ある時点で不眠のある群とない群を同定し、その数年後にうつ病発症の頻度を両群で比較した、過去の一六研究をまとめて解析の対象としたメタ解析があります。その結果、不眠がある群では、不眠がない群に比べて、将来うつ病を発症するリスクが平均二・一倍、有意に高まることが示されています。

さらに、青年期の不眠の有無は中年期以降のうつ病の発症に関係する、との注目すべき報告

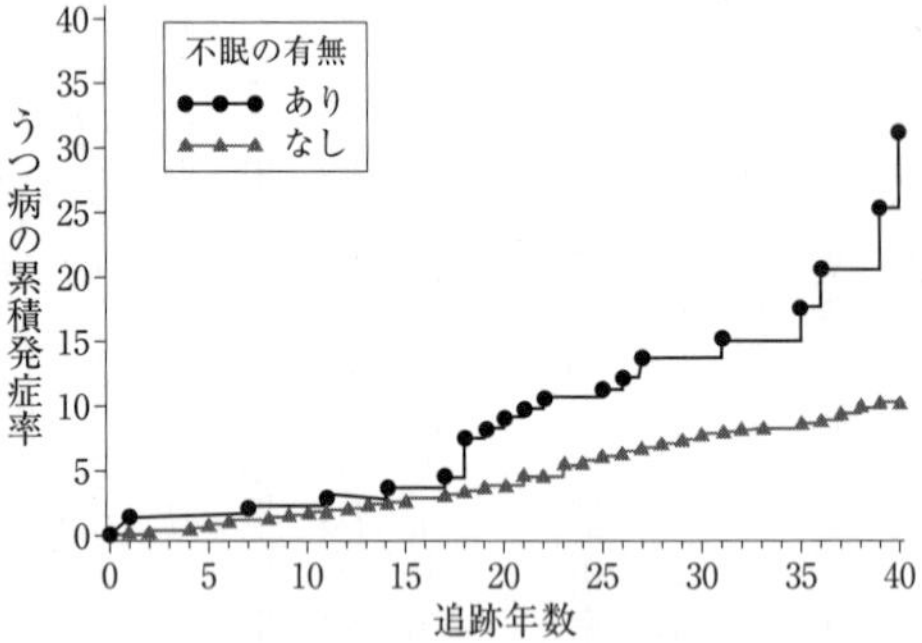

図 4-7 ジョンズ・ホプキンス大学医学部の男子学生 1053 名のうつ病累積発症率の追跡調査．学生時代に不眠を経験しなかった群では，うつ病の累積発症率は追跡年数に並行してなだらかに上昇し，約 10% に至る．不眠を経験した群では，卒業後約 15 年を過ぎたあたりから急激にうつ病発症が増え，最終的には 30% を超える．（Chang ら，1997）

があります。図4-7をご覧ください。米国の名門医科大学であるジョンズ・ホプキンス大学医学部の男子学生一〇五三名を対象に、卒業後最長四〇年にわたって追跡し、うつ病の累積発症率を調べた研究があります。その結果、一〇一名がうつ病を発症し、痛ましいことにうち一三名が自殺を遂げていたことがわかりました。俗に、うつ病の発症率は「男の一割、女の二割」と言われていますが、それとぴたりと符合する数字です。ちなみに、日本人ではもう少し小さな数字になるとされています。また、うつ病の患者さんの自殺率は一割前後といわれていますが、それともよく符合する自殺者数です。

興味深いことに、学生時代に不眠を経験した人では、経験しなかった人に比べて中年期以降にうつ病を発症するものが多く、最終的にうつ病の累積発症率が約二倍に及んだといいます。

米国の医学部の学生生活は、「ペーパー・チェイス」という言葉にも表されるように、膨大な予習とレポート提出、試験に追いまくられるストレスの大きいものです。そんな学生生活の中で不眠を経験するのは、とりわけナイーブな人というわけではないと思われます。むしろ、不眠を経験しなかった人の方が、心臓に毛が生えたような特殊な人かも知れません。この研究が明らかにしたことは、一時的な不眠という経験自体が、うつ病の発症しやすさと関連しているということです。将来うつ病になるのは非常に特殊な人というわけではなく、ストレスがかかって一時的に不眠を体験したという程度の人でも、うつ病を発症する可能性が高くなる可能性があるのです。

第5章

うつ病と生活習慣病

うつ病も生活習慣病?

過重労働が心身の健康に悪影響を与えることはいうまでもありません。とりわけうつ病発症や自殺に過重労働が関与していることは重要です。過労自殺が労災の対象となっていることはご存知でしょう。

過重労働の問題は睡眠に大きく関与します。これは皆さんの経験に照らしてもおわかりいただけると思います。例えば、職場滞在一四時間、通勤往復二時間とすると、自宅で過ごす時間は八時間になります。入浴や身支度、食事の時間を除くと寝床に入っている時間はせいぜい六時間。このような忙しさにさらされている時、やっと寝床に入っても、まだ頭はフル回転のままでクールダウンができていません。今日の仕事のこと、明日の予定などが脳裏をかすめ、なかなか眠りに入ることができないでしょう。

仕方がないので、寝酒に頼る方もいらっしゃるかもしれません。でも、寝酒は決して良いものではありません。たしかに寝つきを助ける作用はありますが、この作用には慣れができてしまいます。そのため、寝つくための酒量が次第に増えていきます。また、せっかく眠りについても、アルコールの血中濃度が下がる時に目が覚めてしまいます。「酒の切れ目が眠りの切れ目」になってしまうわけですね。このように、過重労働は、眠りに当てられる時間を奪うだけではなく、不眠をもたらすことが多いのです。

実際に週の労働時間と不眠の関係を検討した英国の報告例があります。入眠障害は週の労働時間が三五〜四〇時間の人に比べ、四一〜五五時間の人では一・六九倍に、五五時間以上の人では四・一二倍にも上ります。また、寝不足に陥りがちであるにもかかわらず、週に五五時間以上働く人には、早朝覚醒が一・四倍、熟眠障害が一・八倍多い点も注目すべきです。寝つきが悪いのに加えて、中途覚醒は少ないものの眠りは浅く、朝早くに目覚めてしまう傾向が見られます。このような労働形態が常態化すると、終いには慣れてよく眠れるようになるかというと、さにあらず。不眠のリスクはますます高まることがわかっています。

このように、長時間労働は睡眠不足に加えて不眠の元にもなります。長時間労働がうつ病発症の危険因子となることは、眠りの観点からもうなずけるのです。

うつ病の患者さんには生活習慣病が多い

表5-1をご覧ください。生活習慣病やメタボリック症候群と呼ばれる病態や疾患の発症リ

スクは、うつ病の患者さんではうつ病のない患者さんに比べて三四~八一%も高くなります。それを反映して、うつ病の患者さんの死亡リスクは、うつ病のない人に比べて八一%も高いのです。この表には示されていませんが、がんのリスクも二九%増加しています。

表5-1　うつ病がない人に比べうつ病患者で有意に増加する発生リスク.

	相対危険度
死亡率	1.81倍
心疾患	1.81倍
高血圧	1.42倍
脳卒中	1.34倍
糖尿病	1.60倍
肥満(BMI>30)	1.58倍

肥満が糖尿病や高血圧、心循環器疾患を発症させる危険因子として重要なことは皆さんご存知のとおりですが、実はうつ病も、肥満に匹敵するくらいに重大な糖尿病や高血圧、心循環器疾患を発症させる危険因子です。この危険増大の原因は、うつ病の患者さんのライフスタイル、すなわち不摂生、過度の飲酒、喫煙、偏った食生活、運動不足に陥りやすいことのみでは説明がつかないこともわかっています。現在、うつ病を患っている患者さんでは、糖尿病や高血圧、心循環器疾患を患っている人が多いこともわかっています。

生活習慣病の患者さんにもうつ病が多い

今度は、さきほどとは真逆のお話です。心循環器疾患、脳卒中、糖尿病の患者さんでは、うつ病を合併する頻度が健康人と比べて高いことがわかっています。例えば、糖尿病の患者さんでは、うつ病の頻度が健康人と比べて二倍高いとされています。さらに、糖尿病のコントロールが不良な患者さんでは、うつ病を併発する患者さんが三〇％にものぼると報告されています。また、脳卒中後には、三〇〜五〇％もの患者さんにうつ病が発症するという報告もあります。心不全の患者さんの二〇％にうつ病がみられますが、この数字も健康人の約四倍です。

さらに、こうした病気を持っている人がうつ病を併発すると、病気の予後や、病気の重症度にも悪影響が及びます。心不全の患者さんを例にとると、うつ病を併発している場合、新たな心疾患の発生や死亡のリスクは二倍以上になります。また、冠動脈疾患（狭心症や心筋梗塞）の患者さんではうつ病、とりわけ何も楽しめない「無快楽症」という症状（これはうつ病の中核症状の一つとも考えられている症状です）を持つ患者さんではその死亡率が非常に高いと言われます。無快楽症の症状のない患者さんは、発症一年後にも九〇％の方が生存していますが、無快楽症のある患者さんでは約七〇％の生存率にとどまっているのです。

根っこは一つ？

以上、うつ病と生活習慣病の間には、双方向の密接な関係があることを紹介しました。つま

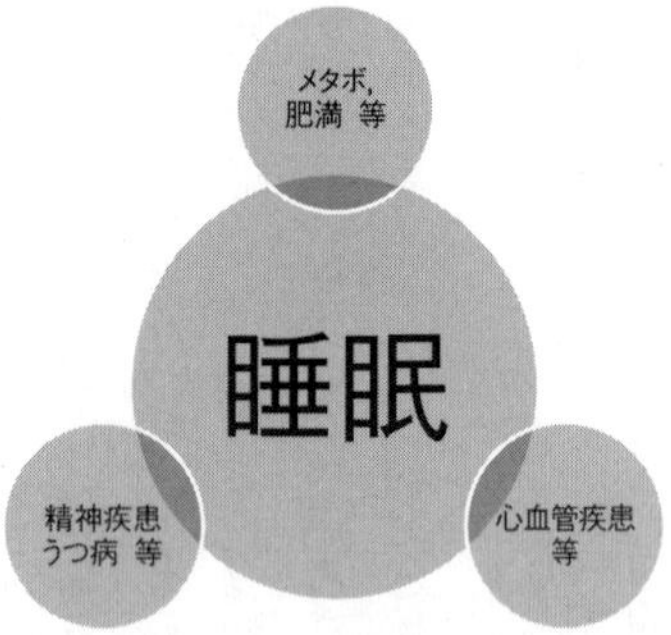

図 5-1　睡眠と生活習慣病の諸要因.

り、うつ病の患者さんでは生活習慣病が多いこと、うつ病があると生活習慣病にかかりやすくなること、生活習慣病の患者さんには高い頻度でうつ病がみられること、うつ病が併発すると病気の予後や死亡率に悪影響が出ることなど、「卵が先か、ニワトリが先か」というような関係があるのです。

　ということは、これらは根っこで一つにつながっているのではないかという疑問がわきますね。この点については、現在、非常に活発な議論がなされているところです。「根っこ」に関わるメカニズムとして、目下のところ次の四つの候補が考えられています。

①炎症
②ＨＰＡ-ａｘｉｓ
③交感神経機能
④酸化ストレス

個々の項目についてはこれから解説しますが、ここで睡眠の出番はどこにあるのかと言うと、

図5-1のようになります。

炎　症

炎症というと、皮膚のおできや傷が化膿したときのように、細菌が侵入した時の症状がまず思い浮かぶことでしょう。しかし、現在、炎症はもっと広い意味でとらえられています。すなわち、炎症とは、原因が何であれ、有害な刺激が加えられた時の免疫応答の総体であると考えられています。おできや傷は炎症の典型的な例なのです。

このように体の部位に有害な刺激が加わり、炎症が生じると、発赤、腫脹(しゅちょう)、発熱、疼痛が起こります。炎症が起こっている部位では血管が拡張して血流が増加し(発赤のメカニズム)、血管から血液のような成分が漏れだし(腫脹のメカニズム)、白血球が動員されて炎症部位に集まり、細菌や損傷された組織の断片を貪食(どんしょく)します。また、炎症している部位から様々な炎症産物が作られて放出されます。その作用で局所的に、あるいは全身的に熱が出たり、局所の神経が刺激されて痛みが起こります(発熱と疼痛のメカニズム)。炎症が進むうちに、死んだ細胞や細菌は除去され、皮膚の上皮組織は再生します。

そうして炎症は自然に収まっていくのが普通なのですが、長期間にわたってくすぶり続けるタイプの炎症があります。それを慢性炎症と呼びます。慢性炎症は、肥満、心理社会的ストレス、社会的孤立、睡眠不足や不眠、栄養学的に偏った食事など、従来、炎症とは無関係と考えられてきた要因で生じることがわかっています。

肥満を例にとって説明しましょう。肥満の本態は、過剰な栄養が中性脂肪に置き換わり、それが脂肪組織（皮下脂肪、内臓脂肪など）に溜まるというものです。従来は、脂肪組織は中性脂肪を貯蔵する単なる倉庫だと思われてきました。ところが現在では、脂肪組織は様々な役割を果たす体の中で最大の内分泌器官（ホルモンを分泌する器官）であることが明らかにされています。

脂肪組織で生み出され分泌されるのは「アディポサイトカイン」と総称される様々な生理活性物質です。正常な人の脂肪組織からは善玉アディポサイトカインであるアディポネクチン、レプチンなどが分泌されます。アディポネクチンは糖取り込みの促進、脂肪の燃焼促進に働き、レプチンは満腹のシグナルの役割を果たします。ところが、肥満がある限界を超えると、善玉アディポサイトカインであるアディポネクチンが減り、悪玉アディポサイトカインであるケモカイン（白血球を呼び寄せる作用を持つ蛋白）の一種である「単球走化性因子（たんきゅうそうかせいいんし）」（ＭＣＰ－１）が増加することが報告されています。増加したＭＣＰ－１は、脂肪組織に白血球の一種、マクロファージ（それも、悪玉であるＭ１マクロファージ）の浸潤を誘導します。

マクロファージは、生体内をアメーバ様運動する遊走性の大食細胞で、死んだ細胞やその破片、体内に生じた変性物質や侵入した細菌などの異物を捕食して消化し、掃除屋の役割を果たす白血球です。つまり、マクロファージが脂肪組織に浸潤することは、ここに慢性炎症の第一歩が始まっていることを意味しています。マクロファージは炎症性サイトカインのTNF-αやIL-6、IL-12などを放出します。また、TNF-αは、脂肪細胞に働きかけ、脂肪細胞からのMCP-1を含む炎症性サイトカイン産生・放出を促し、またマクロファージを活性化する遊離脂肪酸を作成します。

慢性炎症の結果、脂肪組織には繊維化が起こり、その部位にはそれ以上の脂肪は蓄積しにくくなります。すると、蓄積しきれなくなった脂肪が、本来ならば脂肪は蓄積しない血管壁や肝臓、骨格筋、膵臓などに蓄積してしまうことになるのです。そのことで動脈硬化、脂肪肝、肝臓と骨格筋におけるインスリン抵抗性、膵臓β細胞からのインスリン分泌不全など、糖尿病への入口が開くことに加えて、メタボリック症候群を動脈硬化や高血圧、ひいては心臓病へと導いてしまうのです。つまり、肥満は慢性炎症を介してメタボリック症候群と心血管障害をきたすのです。

肥満の場合と同様に、どの部位の慢性炎症の際にも炎症に関連した様々な物質が作られ、全身に放出されます。その代表は肝臓で作られる炎症関連蛋白のCRP、白血球で作られるIL-1、IL-6、TNF-αなどの炎症性サイトカインです。これらのサイトカインは、うつ病の患者さんでは高値となっています。うつ病の治療によって抑うつ症状が改善すると、それらの値は正常化するとも報告されています。

慢性肝炎の治療にはサイトカインの一種、インターフェロンが有効です。ところが、インターフェロンの重篤な副作用のひとつに「自殺」があります。自殺の危険はうつ病を経て生じるわけですが、インターフェロン療法が始まった頃はまだ、うつ病との関係が知られていませんでした。製剤の添付文書に「重篤な副作用」として最初に「自殺」と書かれていて、度肝を抜かれたのを覚えています。

このように、慢性炎症は、メタボリック症候群や心血管疾患ばかりではなく、うつ病の背後にも存在する重要な因子であると考えられています。

うつ病とHPA-axis

HPA-axis(エッチピーエー・アクシス)は「視床下部-脳下垂体-副腎皮質系」の略称で、ストレスに反応する副腎皮質ホルモンの調節に関与する大切なネットワークのことです。ストレスがかかると、まず、脳の視床下部の室傍核でCRH（コルチコトロピン放出ホルモン）というホルモンの産生が促されます。産生が増加したCRHは、神経の軸索を通って脳下垂体付近の毛細血管に放出されます。CRHは脳下垂体に働きかけて、ACTH（副腎皮質刺激ホルモン）の分泌を促進します。分泌されたACTHは全身の血流に乗って副腎（腎臓の上端にあるホルモン臓器）に至り、同部より副腎皮質ホルモンであるコルチゾールの分泌を促進します。

コルチゾールは脂溶性なので、脳内に簡単に入り込めます。脳内に入ったコルチゾールは脳下垂体でACTHの分泌を、室傍核でCRHの分泌を抑えます。つまり、コルチゾールの分泌には、二重のフィードバックによるブレーキが備わっているのです。また、室傍核からのCRHの分泌は、記憶や情動の中枢の一つでもある海馬により、暴走が起こらないように支配を受けています。

コルチゾールには血糖を上昇させ、炎症を抑える作用があります。しかし、慢性的にコルチゾール高値が続くと、様々な不都合が起こります。その代表はクッシング病や、腎炎、SLEなどの自己免疫疾患治療のために使われる副腎皮質ホルモン製剤の副作用である薬剤性クッシング症候群です。おもに上半身と腹部に脂肪がつくので、満月様の顔貌、上腕と肩への脂肪沈着による野牛型の肥満、垂れ下がったおなかなど、ひと目でわかる特徴があります。また、糖尿病、高血圧を合併します。

コルチゾールに炎症を抑える作用があるなら、慢性炎症の有害な影響をコルチゾールが抑えてくれるのではないかと、当然期待されるのですが、ＨＰＡ-ａｘｉｓの過剰興奮が長く続くと、免疫系の機能を担う細胞はもはやコルチゾールの言うことを聞かなくなってしまうことが知られています。つまり、ＨＰＡ-ａｘｉｓの過剰亢進と慢性炎症が共存するようになるのです。それに加えて、塩分のバランスが崩れ、ナトリウム排泄が不良なために高血圧になってしまいます。炎症が抑えられるので、細菌などの感染に弱く、傷の治りが遅いという特徴もあります。

うつ病をはじめとする精神疾患の診断が難しい理由の一つは、客観的な検査の値で診断ができない点があげられます。糖尿病ならば血糖値やグリコヘモグロビンの値で、通風ならば尿酸値で、肝臓病ならば肝臓の酵素値の異常（γＧＯＴ、ＧＯＴ、ＧＰＴなど）や、肝臓の超音波像、ＣＴ、ＭＲＩなどの画像検査で、客観的な所見に基づいて診断が下せます。ところが、精神疾患にはそのような客観的な検査はないに等しいので、その診断は患者さんの主観的な訴えや行動、表情などを根拠に下すことになります。ここに精神疾患の診断の難しさ、曖昧さがあります。

　ところが、精神科の診断にも唯一、客観的な検査があります。それが「デキサメサゾン抑制試験」です。これは前夜にHPA-axisを抑制する作用のあるデキサメサゾンを投与し、翌日、コルチゾールの値が下がるか否かを調べる検査です。うつ病の患者さんではHPA-axisの異常があり、デキサメサゾンを服用しても翌日のコルチゾールの値が下がらないのです。最近ではこの検査の精度をより高めた方法も開発されていますが、手間の割には感度(患者さんの陽性率)と特異度(陽性の人のうち患者さんの占める割合)のいずれもが、必ずしも満足のいく高さではない(だいたい六割前後)という点が厳しいところです。それでも、少なくともうつ病の患者さんの大きな部分はHPA-axisの異常を伴っていること、および、うつ症状の改善に伴ってその異常が正常化することは間違いのないところです。

　ドイツのマックス・プランク研究所のホルスバー教授はうつ病を「HPA-axisの病」であると喝破し、図5-2のような模式図を提示しています。

　ここで「HPA↑」はHPA-axisの過剰亢進があり、血漿コルチゾールが持続的に高い値をとっているにもかかわらず、脳内のCRHが抑制されない状態を意味します。「HPA↓」は、その正常化を表します。HPA-axisの上昇が続くとやがてうつ症状が始まり、ついにはうつ病と言える程度にまで重症化します。HPA-axisが正常化するに伴ってう

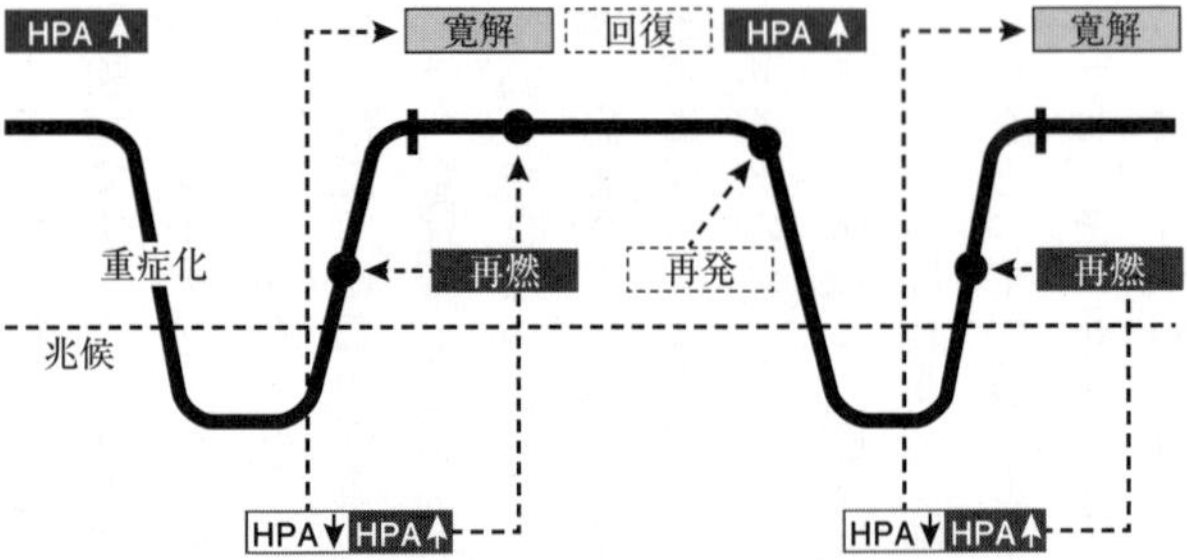

図5-2 うつ病の経過をHPA-axisの異常で説明するホルスバーの仮説.

つ病は改善しますが、その途上で再びＨＰＡ-ａｘｉｓが亢進するとぶり返してしまうのです（再燃）。ＨＰＡ-ａｘｉｓが正常化してうつ症状が消失しても、その後の四〜六カ月はＨＰＡ-ａｘｉｓも抑うつ症状もぶり返しの危険が高い時期なので、その時期を寛解と呼びます。この時期にぶり返したら、それは再発ではなく、再燃であると考えるのです。四〜六カ月以上にわたり症状の消失が続いたら、初めて回復したと考えます。回復後のぶり返しを再発と呼びます。

このように寛解、回復、再燃、再発といった面倒な区別をするのは、うつ病の回復期が非常にもろい時期であることと、治療によりうつ病の症状がすっかり良くなってからも、その脆さの時期がしばらく続くことがその理由です。寛解の時期は傷口に「かさぶた」が張ったような状態にたとえることができます。

それならば、うつ病を治療するにはこのＨＰＡ-ａｘｉｓ

を抑えればよいではないかと考えたくなるでしょう。実際、ホルスバー教授たちの研究チームは、HPA‐axisの元締めであるCRHの働きを抑える薬物（CRHの受容体に対する拮抗薬）を開発し、抗うつ効果があることを見いだしています。ところで、現在使われている抗うつ剤（SSRIやSNRIと呼ばれる抗うつ剤）も、昔から使われている抗うつ剤（化学構造の特徴から「三環系抗うつ剤」と呼ばれる薬剤）も、実はHPA‐axisを正常化する作用をもっている事実はあまり知られていません。

うつ病と交感神経

ストレスがかかったときに真っ先に働くのが交感神経系です。交感神経系が働くと、脈拍が速くなり、血圧が上昇します。皮膚の血管が収縮するために顔面が青ざめ、瞳孔は大きくなります。危機一髪の場面で瞳孔が開くのはサスペンス映画でお馴染みですね。また、消化管の運動が低下します。エネルギー需要の増大を見越すかのように血糖値が上昇します。おかげで眠気も吹っ飛びます。

これら一連の変化は「戦闘モード」に入ったことの現れです。危険をよく見極めるために瞳孔が開き、激しい戦闘に向けて心臓というエンジンがかかり、ガソリンである血糖値が上がる一方、戦闘に伴う出血をさけて優先順位の高い部位に多くの血流を送るために、皮膚や内臓などの血流が減り、消化管の運動も抑制されるのです。

ところが、「戦闘」が終わった後にも交感神経活動が持続的に高い状態に保たれると、いろいろと不都合な事態が生じます。高血圧や、その延長線上にある心・血管疾患の発症が促進されるのです。また、血糖値の上昇の結果、糖尿病が発症しやすくなります。交感神経はＨＰＡ－ａｘｉｓの活動を高め、炎症を促進する作用を持っています。これらは前述したように、メタボリック症候群やうつ病発症のリスクを増大させるものです。

うつ病と酸化ストレス

生き物の活動を支えるエネルギーは、車のエンジンがガソリンを燃やして馬力を得るのと同じように、炭素と水素などからなる栄養物を燃やすことに由来します。「燃やす」とは、熱源の分子に酸素をくっつけること、すなわち、酸化することです。炭素を燃やすと二酸化炭素に、水素を燃やすと水になるのはご存知の通りです。

車のエンジンはガソリン（炭素と水素からなります）を爆発させてその爆発力でピストンを動かすものですが、爆発によって生まれる大量の熱はエネルギーのロスにつながります。排気ガスは二酸化炭素と水蒸気が主な成分です。生物も車のエンジンと同様に、空気中の酸素を吸って栄養物を酸化してエネルギーを得て、二酸化炭素と水を排泄します。

ただし、生物のエンジンは車のそれよりもよほど精妙にできており、栄養の持つ潜在的なエネルギーを無駄なく搾り取るようにできています。食物を消化して得られる糖、脂肪酸などが主な栄養素ですが、これらは細胞の中にあるミトコンドリアという名前の小器官で燃やされます。この過程は酸化のステップを電子一個単位の受け渡しで行う、極めて精密なものです。しかし、その過程で元の酸素よりも一層、酸化力の強い「活性酸素種」(ＲＯＳ)が副産物としてできてしまいます。

ＲＯＳは、それを除去する酵素や、抗酸化剤の作用(ＲＯＳにより酸化されることで安定した分子となるような物質。例えばビタミンＣ、ビタミンＥ、ポリフェノールなど)の働き(活性酸素消去系)によって拮抗されるので、通常の状態ではそれが生体に悪影響を与えることはありません。それどころか、炎症の際に白血球が細菌を殺す時の重要な武器がＲＯＳなのです。

ところが、慢性炎症、悪しき生活習慣(喫煙、偏食など)、糖尿病などの影響で活性酸素の産生が促されるか、活性酸素消去系の働きが低下すると、両者のバランスが崩れ、ＲＯＳが優勢になります。この状態を「酸化ストレス状態」と呼びます。

酸化ストレスは脂質、蛋白、糖、DNAなどの酸化を促し、細胞機能を障害します。その結果、動脈硬化や心・血管障害、糖尿病などのメタボリック症候群、がんなどの発症を促進すると考えられています。脳内には「ミクログリア」という末梢の白血球に相当する免疫細胞があります。それが炎症性サイトカインなどの影響で活性化されるとROSを産生・放出し、脳組織を障害することが知られています。この過程は、アルツハイマー病、パーキンソン病などの中枢神経疾患の場合と同様に、統合失調症とうつ病においても重要な役割を果たしているものと考えられています。

良い睡眠が一番の予防策

睡眠を制限すると血中の炎症性サイトカインであるIL-6やTNF-αの値が上昇します。それとともに倦怠感も増します。例えば、睡眠時間を七時間から五時間に減らしただけで、健康な人でも一日を通してIL-6の値が上昇します。また、不眠症の患者さんでは炎症のマーカーである高感度CRP、IL-6とTNF-αの血漿濃度が昼間に上昇していることも報告されています。すなわち、不眠や睡眠不足は慢性炎症に特有の炎症性サイトカイン上昇と関連しているのです。

このことは何も驚くべきことではないかもしれません。というのは、精神的なストレスだけでも炎症性サイトカインは上昇するからです。健康な人であっても、人前で一五分間のスピーチと暗算をさせると、聴衆に比べて炎症細胞を活性化するNF-κB-binding activityが三〜四倍上昇すると報告されています。

正常な睡眠、とりわけ深いノンレム睡眠はＨＰＡ-ａｘｉｓを抑制します。反対に、断眠によりＨＰＡ-ａｘｉｓの亢進が起こります。また、ＨＰＡ-ａｘｉｓの元締めであるＣＲＨには覚醒作用があります。中年以降の男性では、この覚醒作用が増強することも知られています。また、不眠症の患者さんでは宵の口の時間帯に対照群と比べてＡＣＴＨもコルチゾールも高い値を示します。残念ながら、ＣＲＨの計測は脳脊髄液でしか測定できません。末梢血では不可能です。しかし、不眠症の患者さんでは血中のコルチゾールが高いのにＡＣＴＨも高値を示すことから、ＨＰＡ-ａｘｉｓのネガティブ・フィードバックが効いていない、すなわちＨＰＡ-ａｘｉｓの機能亢進があることがわかります。

コルチゾールが持続的に高い値をとると、脳の海馬の神経細胞や神経繊維などに障害を与えます。これはグルココルチコイドの直接的な神経毒としての効果と、グルココルチコイドが脳内の脳由来神経栄養因子（ＢＤＮＦ）産生を抑制する結果、神経細胞の新生が減ることによる効果の相乗作用であろうと思われます。したがって、「ＨＰＡ-ａｘｉｓの病」とも言われるうつ病の患者さんでは、海馬の容積が対象群と比べて小さくなる可能性があります。事実、脳の海馬容積をうつ病の患者さんと健康な人で比較した複数の研究報告をまとめて、前述のようにメタ解析を行うと、うつ病の患者さんの海馬は健康な人の海馬に比べて有意に小さいことが示されています。

ただし、この結果のみでは、うつ病によって海馬が縮んだのか、もとから海馬が小さい人がうつ病になりやすいのか、という点は区別できません。この点についてはまだ結論が出ていないのですが、うつ病のエピソードの回数が多い患者さんほど、あるいは、うつ病の罹病期間が長い患者さんほど海馬が小さいとの報告があります。したがって、うつ病の結果、海馬が縮んだ可能性が高いと思われます。心の風邪ひきと呼ばれ、誰でもかかる病なのに、うつ病で脳の一部の大きさまで変わってしまうというのは衝撃的です。うつ病を治療すると海馬の容積は回復するか否かという点については、いまだ一定の結論を下せないのが現状です。

海馬はＨＰＡ-ａｘｉｓの暴走を食い止める最高司令部の役割を担っています。海馬の破壊がうつ病の発症に重要な役割を果たすことは、この点からも明らかです。ところで、不眠症の患者さんでもＨＰＡ-ａｘｉｓが亢進していると述べました。それでは不眠症だけでも海馬の容積が減るのではないか、と心配になります。この問題の答えもいまだ不明ですが、その可能性を肯定する報告もあります。図5―3は、海馬の容積と不眠症の重症度の関係を検討したものです。不眠の症状が強いほど、海馬の容積が小さいことが示されています。

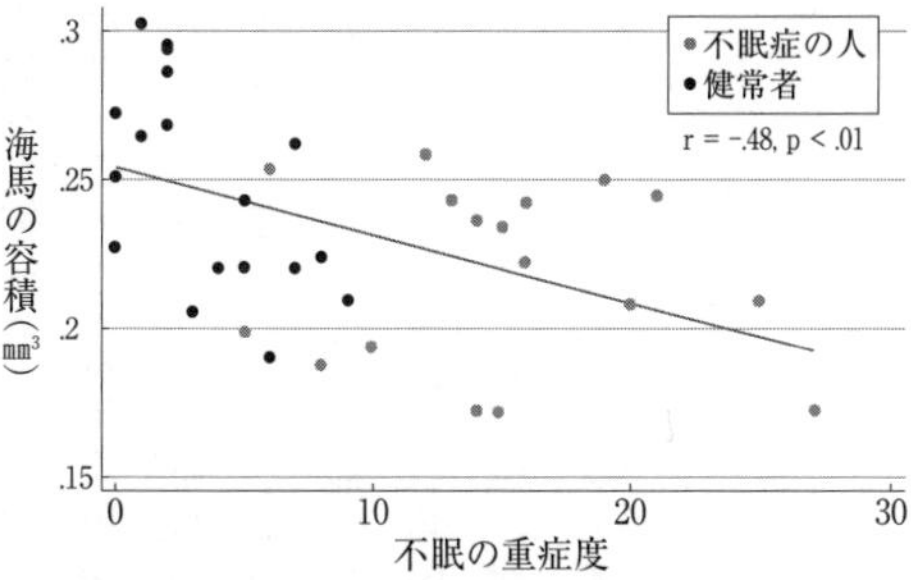

図 5–3　海馬の容積と不眠の重症度の関係．不眠の重症度はアテネ不眠尺度の値で示されている．得点が高いほど，不眠は重症である．このグラフから，不眠の重症度は海馬容積と負の相関をもつことがわかる．(Neylan ら，2010)

最後に酸化ストレスと睡眠の関係について紹介しましょう。研究はまだ緒に着いたばかりですが、動物実験では睡眠を剥奪した場合も、睡眠を妨害して睡眠を分断しただけの場合にも、酸化ストレスが上昇することが示されています。不眠症の患者さんについての数少ない報告によると、不眠症の患者さんで活性酸素産生系の上昇と活性酸素除去系の低下が同時に起こるといいます。酸化ストレスの亢進を意味する所見といえます。

うつ病の原因は不明ですが、その背後に様々な心身のストレスがあることは想像に難くありません。心身のストレスには社会的・精神的ストレスのみならず、肥満や糖尿病などのメタボリック症候群、心・血管疾患などの循環器疾患が含まれます。すなわち、この種の身体疾患があると、うつ病の発症が促進されるのです。逆に、うつ病の患者さんではメタボリック症候群や循環器疾患の発症が促進されたり、その予後を悪くすることも事実です。このことは、これら三つの病態には共通の基盤があることを示唆しています。その共通の基盤として、炎症、HPA-axisの亢進、交感神経緊張、酸化ストレスの存在が想定されます。睡眠はそれらのいずれとも密接な関係をもち、さらに改善可能な生活習慣であることが重要です。良い眠りを通じて、うつ病、メタボリック症候群、循環器疾患のすべてを予防し、改善できると考えられるのです。良い眠りについては、このあとの第8章で紹介します。

第6章

認知行動療法とは

うつ病と不眠症の認知行動療法

認知行動療法は英語でCognitive Behavioral Therapyといい、略してＣＢＴと呼ばれる心理療法の一つです。ＮＨＫの「クローズアップ現代」でも取り上げられたように、うつ病の標準治療法の一つとして、欧米ではすでに広く普及しています。認知療法は、ものの見方や考え方のゆがみを正すことで症状を改善する治療法です。行動療法は、行動を変えることで症状の改善をはかる治療法です。この両者を組み合わせたものをＣＢＴと呼んでいます。

ＣＢＴは現在、うつ病に対する標準療法として脚光を浴びています。その背景として、うつ病概念が拡散したことがあるのではないか、と私は考えています。「うつ病」は必ずしも生命感情の障害として現れるものばかりではなくなってきたからです。

ただし、うつ病に対するＣＢＴは一つのパラドックスをはらんでいます。私たち年配層が昔学んだ精神医学によると、「うつ病の本質は病的な気分の落ち込み（抑うつ気分）であり、それは考え方や出来事の影響で変化する心情的感情のレベルで生じるものではなくて、より動物的なレベル、すなわち、視床下部の自律神経中枢に起源をもつ生命感情（身体感情）の障害で起こる」

という病態です。空腹感、疲労感、欲動の満足・不満足といった身体的なレベルの感情の低下を、認知・行動の変容で改善させるのは極めて難しいことは想像できるでしょう。乱暴なたとえになりますが、「空腹感をものの見方で癒せるか」ということです。

うつ病に対するＣＢＴは、治療者と一対一で三〇分以上のセッションを一六〜二〇回以上こなすことが標準的です。かなり頭を使う宿題が毎回課せられるので、少なくとも重篤なうつ病の患者さんには「無理」です。働きかけの主なターゲットは行動よりも認知なので、少なからず理屈っぽい特徴があります。

それに対して不眠症に対するＣＢＴは、より簡便なうえに、行動療法に力点が置かれています。そのため、理屈が苦手な人にも導入しやすいという特長があります。一時間以内のセッションを四〜六回受けるのが標準的です。治療者と一対一で行うものの他に、グループで治療を行うもの、インターネットで、あるいはテキストを使って自習する形式でも可能です。

うつ病に対する認知行動療法

「うつ病は不眠の背後に」の章で、不眠症に対する認知行動療法（ＣＢＴ）を簡単にご紹介しました。ここでは後の第８章「悪人のすすめ」との関連で、ＣＢＴの中身にも踏み込んで簡単

出来事	自動思考	情動
母親から電話があり，なぜ姉の誕生日を忘れたのかと問いただされる．	「またやってしまった．もう母を喜ばせる方法などない．どうせ何をやってもうまくいかない．どうしたらいいのか？」	悲しみ，怒り
仕事で締め切りが近い大きなプロジェクトについて考える．	「私には荷が重すぎる．期限に間に合わせることなどできるわけがない．上司に顔向けできない．仕事と生活のすべてを失うだろう．」	不安
夫から，いつもイライラしていると不平を言われる．	「夫は私に心の底から嫌悪感を抱いている．私は妻として失格だ．何も楽しくない．私と一緒にいたい人などいるのだろうか？」	悲しみ，不安

図 6-1　自動思考と情動の結びつき．

に解説します。

人は必ずしも合理的根拠に基づいて判断を下しているわけではありません。いろいろな生活上の出来事に対する評価は、意識のすぐ下にある認知処理過程で担われています。それらは「自動思考」と呼ばれ、普段は意識に上りませんが、注意を向けるとそれを意識することができます。そして、うつ病の患者さんではその自動思考がつらい不愉快な情動と良くない結果をもたらす行動に結びついてしまうのです。

その実例を、日本の認知行動療法の第一人者である大野裕教授が翻訳した『認知行動療法トレーニングブック』からご紹介します。図6-1をご覧ください。左が「出来事」、真ん中がそれに対して発動された「自動思考」、右に自動思考がもたらした「情動」を記録したものです。皆さんはこれを見て自動思考がどんな認知の誤りを犯しているか、お気づきになれますか？

自動思考の根底には「スキーマ」と呼ばれる情報処理の基本的なパターンがあります。スキーマは幼児期に形成されはじめ、養育と教育、人間関係や外傷体験など、様々な人生体験の影響を受けて形づくられます。スキーマの中には非適応的なものがあり、それはストレスで活性化されて、はなはだ生きづらくさせる自動思考の源となるものもあります。

うつ病に対するCBTは、出来事に対する非適応的な自動思考とその背後にある認知のゆがみを意識化して、認知の矯正をはかり、結果として出来事によって生じる不快な情動を改善する道筋をトレーニングするというものです。スキーマの構造を自覚できて、その自動思考に及ぼす道筋を理解し、見直すことを目指します。

不眠症に対する認知行動療法

不眠症に対する認知行動療法は、別名「CBT-I」といいます。CBT-Iの「I」はin-somnia（不眠）の頭文字です。先ほど述べたように、CBT-Iは、うつ病に対するCBTと比較して、より簡便なうえに行動療法に力点が置かれています。したがって、理屈が苦手な人にも導入しやすいという特長があります。

眠れなくて困っている人なら、誰にでもＣＢＴ－Ｉの適応があります。ただし、憂うつな気分、ものごとを楽しめない、興味がわかない、何をするのも億劫だといった症状が二週間以上続いているなら、うつ病の心配もあります。かかりつけ医にご相談ください。

不眠はあるものの、何とか仕事はできているし、気分転換もできる、心配なのはもっぱら眠れないことであるという人は、いわゆる不眠症に相当する人だと思います。ＣＢＴ－Ｉの良い適応です。また、腰痛など、身体的な要因で眠りがとりにくい人もＣＢＴ－Ｉの適応です。

ＣＢＴ－Ｉは、不眠症の人の約七〇％で有効です。この有効率は睡眠薬の効果に匹敵します。また、その効果は治療終了後も長続きするという長所があります。ただし、即効性はありません。また、生活習慣を変える努力も必要になります。一時的にかえって睡眠時間が短くなることもありますので、その時に気分の落ち込みを自覚する人もいます。

ＣＢＴ－Ｉの心理教育に含まれている「快眠法」は、不眠の予防にも有効です。先の章で解説したように、不眠を予防することは、うつ病の予防にもつながる可能性があります。快眠法はすべての人におすすめです。

では、まずCBT-Iのエッセンスとなる不眠症についての考え方を紹介しましょう。前章でも解説したように、慢性不眠の成り立ちの背後には「三つのP」という因子があります。復習もかねて書くと、「三つのP」とは、準備因子(predisposing factor)、結実因子(precipitating factor)、永続化因子(perpetuating factor)のことです。このうち永続化因子は、「身体化された緊張」と「学習された睡眠妨害的連想」という二つの要因の相互強化の結果であると考えられています。

残念ながら、準備因子と結実因子に有効な薬はありません。CBT-Iの目標は永続化因子、すなわち「身体化された緊張」と「学習された睡眠妨害的連想」という二つの要因の相互強化を解消することにあります。

CBT-Iの実際について簡単に説明しましょう。CBT-Iは、心理教育、刺激制御法、睡眠制限療法、筋弛緩法などにより構成されます。詳細については参考書をご紹介しますので、そちらをご覧ください。まず、睡眠日誌を最低一週間つけてもらいます。特別な形式はありません。市販の日記帳を使って記録するとよいでしょう。眠れない時に時計を見る癖がついてはいけないので、大体のところを翌朝に記録すれば結構です。薬や酒を飲んだ場合には、その種類と量、時間も記入してください。

次に、不眠症の患者さんの実例をご紹介しましょう。はじめの例は自称不眠症の人で、次の例は本当に不眠症の方です。両例ともに、後述する不適切な睡眠衛生に該当する点が多数あります。

自称不眠症の患者さんの例

高齢者、とりわけ女性では眠れないで困っている人が半数くらいに上ります。では、次のような訴えをもつ七六歳の女性は、不眠といえるでしょうか？

「眠れなくて困っています。寝つくのに一時間以上もかかるうえに、真夜中の二時か三時頃に目が覚めて、それっきり朝まで眠れないのです」

素直に受け取れば、かなり深刻な不眠のように思えます。ただし、ここで抜けている大切な情報があります。寝床に入る時刻と、昼間の過ごし方の二点です。この女性は次のように話してくれました。「テレビもラジオも面白くないし、目も悪くなったので夜は編み物や読書もできません。だから夕食が終わったらすぐに、だいたい七時頃に寝床に入ります」「眠れないので、体をこわしてはいけないと思い、昼間にはなるべく横になって休んでいます。眠ろうと思って目をつむっても昼寝はできません。うとうと、まどろむことはあるけど……」

夜七時に寝床に入って入眠に一時間半かかったとしても、夜中の二時半までに六時間も眠っていることになります。七〇代の高齢者なら、六時間の睡眠は決して短すぎるものではないでしょう。また、昼間にもうたた寝をくり消し、二四時間のうち眠っている時間は七時間を超えているのではないかと推測されます。さらに、この女性は昼間、極めて不活発な生活を送っています。このような生活習慣が睡眠を妨げることは言うまでもありません。

このように、不眠症にかかったと決めつける前に、自分の睡眠習慣について具体的に振り返ってみること、夜間だけではなく昼間の生活習慣についても見直すことが大切です。そのためにも睡眠日誌は役立ちます。

本当に不眠症の患者さんの例

五二歳男性のケースです。もともと完璧主義で神経質な性格。経営している会社の資金繰りが苦しくなり、夜中の一二時頃寝床に入っても一時頃まで寝つけません。眠れない間は、つい資金繰りや翌日の仕事のことを考えてしまいます。やっと寝ついても何回も目覚め、再び眠り込むまで時間がかかるようになりました。昼間にはいらいら感と疲労感を強く自覚しました。時間があるとソファに横になって仮眠をとろうと努力しましたが、眠れません。そんな日々が一週間ほど続きましたが、資金繰りについては何とか目処が立ちました。

　ところが、資金繰りの心配はなくなっても、なぜか眠れない日が続きます。昼間から、「今夜は眠れるだろうか」「眠れなかったら、どうしよう」と、夜の眠りのことが心配になります。夜はいつもより早めの一〇時頃に寝床に入り、眠ろうと努めますが、かえって目が冴えてしまいます。眠れないことで焦ってしまい、「今夜眠れなかったら、明日はどうなることか」と、翌日への影響まで心配してしまいます。

　眠るのをあきらめて寝床で読書をしたり、翌日の仕事の段取りについて考えますが、時計が気にかかり、ろくに読書も進みません。そのような状態で夜中の二時、三時を迎えてしまうこともしばしばです。明け方になってようやく寝つき、起床時刻の六時には目覚ましで目覚めますが、ぐったりの状態で仕事に出かけます。昼寝を試みても眠れることはありませんが、会議やテレビを見ているときにはうとうとしてしまいます。何とか仕事はこなせているものの、いつも疲労感がとれず、いらいらピリピリしていると感じています。体をこわしてはいけないと心配し、なるべく横になる時間をとるようにしています。眠気、疲労感をとるためのコーヒーは欠かせません。

　この人が不眠症であることは間違いありません。睡眠日誌をつけますと、その重症度や、不眠のパターンがよくわかります。また、睡眠衛生上の問題点を見いだすことにも睡眠日誌は役立ちます。

心理教育

睡眠日誌をもちいた心理教育の柱は、睡眠について正しい知識をもつことと、睡眠衛生・快眠法について学ぶことです。心理教育は、次の二つから成ります。

①睡眠時間についての治療教育

②不眠症についての患者さんへの説明と睡眠衛生の指導

まず、世間にはびこる「八時間神話」、すなわち、人は八時間眠るのが正常であるという間違った常識を修正します。必要な睡眠時間には個人差が大きいこと、睡眠時間の長短にかかわらず、眠気や倦怠感、焦燥などがなく、昼間の生活に支障がなければ、その人の睡眠は充足していると考えてよいこと、六〇歳を過ぎて六時間の夜間睡眠が確保できていれば、それ以上高望みをするべきではないことを伝えます。

不眠症は正確には「不眠恐怖症」であり、不眠の苦しみとそれがもたらす昼間の生活への悪影響を恐れて、一生懸命に眠ろうと努力する結果、寝床に入ると目が冴えるという「悪い学習」が身についてしまった病態です。そこで、自宅の寝床で眠ろうとするときの環境や、寝仕度のすべてのものが目を覚ましてしまう「条件刺激」になっていることを説明します。また、眠くないのに早々と寝床に入って一生懸命に眠ろうと努力すれば、目が冴えるのは当り前のことです。眠れないことを恐れて昼間不活発に過ごす、眠気を解消するためにコーヒーをがぶ飲みするなどの生活習慣も、不眠を悪化させる大きな要因であることを指摘し、睡眠衛生の指導につなげます。

こうした心理教育によって、不眠とはどういうものかを理解してもらったうえで、具体的な治療に移っていきます。ここでは主に、三つの療法を簡単にご紹介しましょう。

刺激制御法

慢性的な不眠症の患者さんに対しては「刺激制御法」が睡眠薬と同じくらいに有効とされています。先にも述べたように、不眠症の患者さんは、寝床につくとかえって目が冴えるという「悪い学習」が身についてしまっています。この「悪い学習」を消去し、寝床につくと眠るという条件反射をつけることが刺激制御法の目指すものです。初めのうちは何度も寝室を離れなければならないので、睡眠時間はかなり減ってしまうでしょう。でも、寝不足が蓄積すること

刺激制御法の説明書

1. 眠くなったときのみに寝床につきなさい．
2. 寝床を睡眠とセックス以外の目的に使わない．寝床で本を読んだり，スマホを見たり，食べたりしない．
3. 眠れなければ，寝室を出て別の部屋に行く．本当に眠くなるまでそこにとどまり，それから寝室に戻りなさい．もしすぐに眠くならなければ，再び，寝室から出なさい．この目的は，寝室から不眠を連想する悪循環をとめ，寝室と容易で速やかな入眠を関連づけること．
4. もしまだ眠れないのなら，夜通し 3 を繰り返しなさい．
5. いかに眠れなくても，目覚まし時計をセットして，毎朝同じ時間に起きなさい．起床時刻を一定にすることは，体に一定の睡眠覚醒リズムを身につけるのに役立つ．
6. 日中，昼寝はしない．

睡眠制限療法の説明書

1. 床上時間を 2 週間の平均睡眠時間(実際に 1 晩に眠れた時間)プラス 15 分に設定し，床上時間が 5 時間を切るような場合は，5 時間に設定する．
2. 起床時刻は，休日を含め毎日一定にし，就床時刻を遅くすることで計算した床上時間に生活を合わせる．
3. 日中に昼寝をしたり，床についたりしない．
4. 起床時に何時間眠れたかを記録する．
5. 5 日間にわたり床上時間の 90% 以上眠れたら，床上時間を 15 分増やす．

図 6-2　刺激制御法と睡眠制限療法の説明書．

も自然な眠りをもたらす作用を持っているのです。次に述べる睡眠制限療法と同じメカニズムで不眠を軽減させることになります。それぞれの説明書を図6-1に示します。

睡眠制限療法

不眠症の患者さんは少しでも睡眠時間を稼ごうとして必要以上に寝床についている時間を長くしがちです。眠くないのに寝床につくと、当然寝つくことができません。また、寝床にいる時間が長いことがかえって眠りを浅くし、中途覚醒を増やす結果になることも多いのです。

「睡眠制限療法」は、寝床の中で過ごす時間(床上時間)を実際に眠った時間に近づけ、寝床に入った時間は確実に眠れるように持って行く治療法です。

この療法を開始した直後はかなり床上時間が短く設定されるので、睡眠時間は短くなってしまいます。しかし、刺激制御法と同様に、これも自然な睡眠をもたらす要因になるのです。

筋弛緩療法

眠りを妨げる精神の緊張を取り除くのが「筋弛緩療法」の目的です。不眠症の患者さんでは身体が緊張しやすくなっています。身体の緊張と精神の緊張は並行するので、身体の緊張をやわらげることで精神の緊張もゆるめることができます。

しかし、身体の緊張をやわらげる、あるいは、身体の力を抜くというのは結構難しいことです。皆さんも実際にやってみるとわかると思います。その難しさをクリアする方法として、「漸進的筋弛緩療法」があります。まず、患者さんには特定の筋肉を収縮させて、筋肉の緊張が高まった状態を自覚してもらいます。次に、その筋肉の力をゆるめさせ、筋肉の緊張が解けていく感覚と、筋肉がリラックスした状態を体感してもらいます。

腕から始めて順次、顔面、首、肩、胸、腹、背中、おしり、太もも、ふくらはぎの筋肉で収縮させて弛緩を行います。そして、最後に全身の筋肉に力を入れ、さらに力を抜きます。この動作を毎日二〜三回、とくに寝る前に行うと効果的です。

どこで治療を受けられるか

では、こうした療法はどこの医療機関で受けられるかというと、残念ながら、現状では不眠症に対するＣＢＴ-Ｉを行っている施設はごく少数です。理由はおもに四つあります。まずひとつは、ＣＢＴ-Ｉのトレーニングを受けた治療者がまだ少ないことです。日本睡眠学会では毎年、入門講座を開設し、治療が行える人を養成しています。

二つめの理由は、診療報酬の問題です。CBT-Iは、うつ病に対するCBTに比べると簡単ですが、最低でも約一時間のセッションを四〜六回行うことになります。それに対する診療報酬はないので、この治療は病院の持ち出しによる一種の研究的治療の段階という位置づけになってしまっています。

三つめの理由は、脱落率が三割前後あることです。この治療を受けようと希望する患者さんは、それぞれに高い動機を持った方々であろうと思われます。しかし、それでも脱落する人が出てきます。睡眠薬のように、服用すればその夜から眠れる、というような即効性はありません。また、治療を始めて間もなくは、睡眠時間がかなり短くなってしまい、精神的にも、肉体的にも「きつい」と感じる方も少なからずいます。

四つめの理由は、現在世に出ている睡眠薬がかなり有効で安全性も高いことです。服用しても安全で有効なら、薬の方が簡単だということになります。とはいえ、少ないとは言われていますが、睡眠薬には副作用があり、また不眠症が慢性の病であることや、睡眠薬の服用はあくまで対症療法に過ぎないということもあって、長期連用の弊害が起こりがちです。

私は今後、次のような作戦をとるのがよいのではないかと考えています。それは、CBT-Iの簡略版を開発することです。初期治療には睡眠薬をうまく用いながら、その長期連用を防ぎ、薬なしで眠れるようにCBT-Iを行うという折衷法です。簡略版の候補としては、すでに少しご紹介したように、テキストを用いる方法や、コンピュータを用いたEラーニングのような形が考えられます。もっと濃厚な治療が必要なときは、CBT-Iのトレーニングを受けたセラピストの常駐する専門医療機関が行う、というのが理想的であると思っています。

第7章

眠りでうつ病を治す

時間生物学的治療とは

「時間生物学」とは、生物に備わる生体時計の仕組みや働き、その調節などを研究する学問分野です。もちろん、私たち人間も生体時計を持っています。生体時計の働きは、時間の手がかりのない環境、例えば人間の場合には、洞窟の中で生活させた時の様々な生物学的な指標の変動として調べることができます。

直腸温や鼓膜温などの深部体温(脳を含む内臓の温度を反映します)、副腎皮質ホルモンやメラトニンの血中濃度は、時間の手がかりがなくとも約一日、二四・五時間程度の周期で変動します。生体時計の働きによるこのような約一日を周期とする変動を「概日リズム」と呼びます。私たちの睡眠・覚醒も、生体時計の影響を強く受けます。そのため、図7-1のように時間の手がかりのない洞窟の中で自由に寝起きしても、一日よりわずかに長い周期で規則正しく寝起きできるのです。

ところで、光、とりわけ高照度光(三〇〇〇ルックス以上)には、この概日リズムを変化させる力があります。図7-1をご覧ください。横軸は時刻で、一つのバーが連続する二日間を表しています。縦軸は日付です。このように、連続する二日間を表すバーを積み重ねて生体リズムの指標(睡眠・覚醒)のトレンドを数週間〜数カ月にわたって表示する方法をダブルプロット法と呼び、時間生物学ではよく用いられる表示法です。黒の部分は睡眠を、白の部分は覚醒を示します。

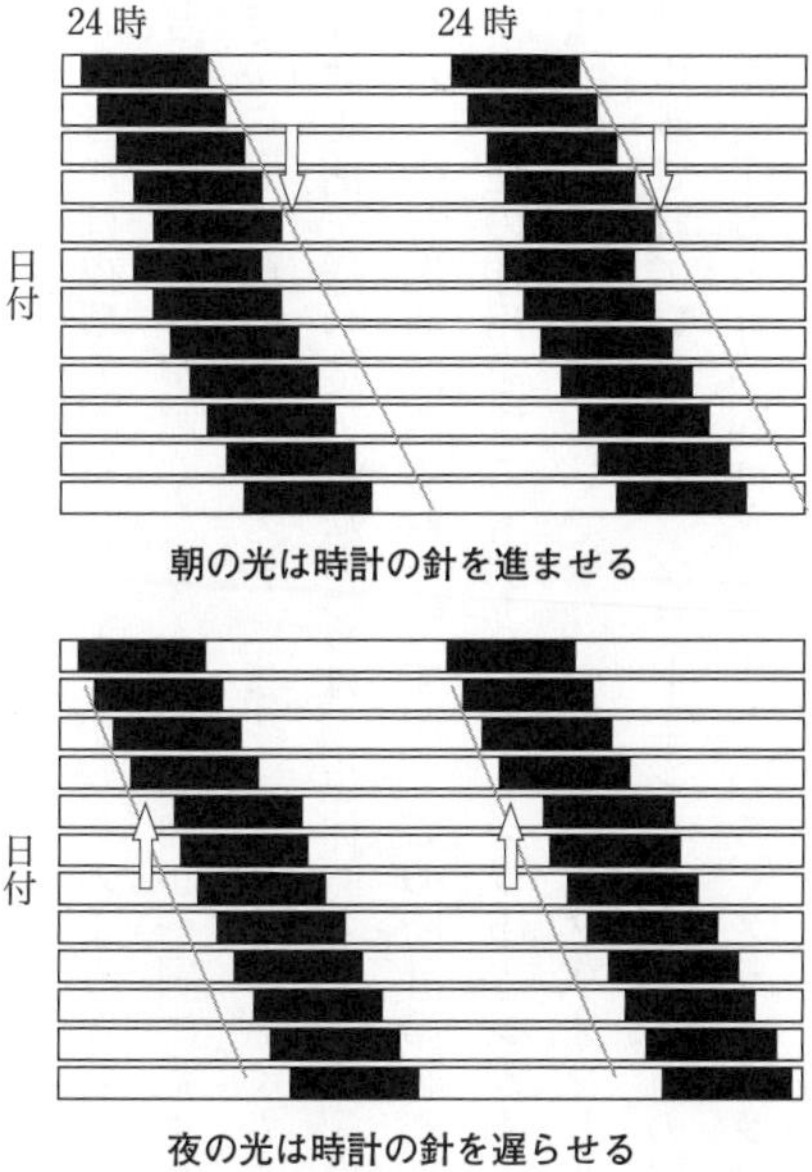

図7-1 生体時計の概日リズムと光の関係．矢印は光を与えたタイミングを表す．

面白いことに、光は与えるタイミングによって概日リズムの位相に正反対の作用を及ぼします。洞窟暮らしの人は、主観的な夜、すなわち眠りの訪れる予定時刻の前に光を浴びると、翌日以降の目覚めと眠りのタイミングが遅い方にずれます。言い換えると、夜の光は夜の訪れが遅くなったという信号を生体時計に送り、時計の針を遅らせるのです。逆に、朝の光は夜明けが早く来たという信号を生体時計に送り、時計の針を進めます。

若者には夜型人間が多いですが、そのような若者が夜中にコンビニへ行くと、寝つきと寝起きのタイミングが遅くなり、夜型傾向が一層に強まります。逆に、早起きの高齢者が夏の夜明けから庭の草取りをすると、ますます早くに眠くなって、早くに目が覚めることになります。社会生活を送っている私たちは、生体時計(約二四・五時間)の時計の針を社会の活動に合わせて、毎日、少し進めているわけですが、この時計の針を進めてくれるのが朝の光なのです。

光と逆の作用をするものとして、メラトニンがあります。メラトニンは脳の松果体から夜間に分泌されるホルモンです。海外ではサプリメントとして薬局で販売されていますが、日本では市販されていません。メラトニンを夕方から宵の口に服用すると、生体時計の針が進み、朝に服用すると針が遅れます。すなわち、メラトニンは光とは逆に、生体時計に対して「闇」のシグナルの役割を果たしているのです。つまり、朝のメラトニン投与は夜がまだ続いているとの信号を、宵の口のメラトニンは夜が早く訪れたとの信号を生体時計に送ります。メラトニンには生体時計を調整する作用の他に、眠りをもたらす作用、体温を下げる作用、交感神経活動を低下させる作用など、非常に多彩な作用を持ちます。メラトニンのアゴニストが睡眠薬として使われていることは「なぜ、眠る?」の章で触れました。

ちなみに、夜の光はメラトニンの分泌を止める作用があります。二四時間、煌々と照らされたコンビニエンス・ストアで夜半に立ち読みなどをすると、メラトニンの分泌が止まり、加えて生体時計の針は遅れることになります。深夜のコンビニ通いは寝つきを妨げるとともに、生体時計の針を遅らせるので、遅寝・遅起きを助長します。メラトニンの催眠作用を考慮するならば、あまりおすすめできません。

生体時計の仕組み

生体時計の親玉「マスター・クロック」は、脳の深部にある視交叉上核(しこうさじょうかく)であることがわかっています。視交叉上核は、左右の視神経が交叉する部位(視交叉)のすぐ上にある神経細胞の小さな塊で、目の網膜にある生体時計専用の神経節細胞からの入力を受け、その出力は脳の広範な部位と、自律神経である交感神経・副交感神経の中枢、副腎皮質ホルモンやメラトニンを含む各種のホルモン中枢、睡眠・覚醒、食欲などの中枢へ信号を送っています。目から視交叉上核に至る神経路は視覚とは独立した「時計専用」のものなのですから、生体時計にとっていかに光が重要な情報であるかが推察されるでしょう。

視交叉上核がマスター・クロックであることは、以下のような実験で示されています。ネズミの左右の視交叉上核を同時に破壊すると、ネズミの活動・休息リズムに通常みられる概日リズムが消失します。ちなみに、野生のネズミは夜行性なので、夜間に活動量が増加し、昼間には活動量が減少する、すなわち、休息が増加します。視交叉上核が破壊されたネズミは昼夜を問わず短時間の活動と休息を繰り返すようになります。このように概日リズムがなくなったネズミの脳に、ネズミの胎児の視交叉上核を取り出して移植すると、失われた概日リズムが回復します。また、視交叉上核を脳から切り出して組織培養すると、その神経反射に概日リズムがみられます。さらに、視交叉上核の組織をばらばらにして、一つひとつの細胞を調べると、その活動には概日リズムが維持されているのです。

この概日リズムを発信する分子メカニズムの解明は、最近、飛躍的に進歩しました。その概略を説明しましょう。このリズムは時計遺伝子の転写と、時計遺伝子の産物である時計蛋白による転写の抑制からなるネガティブ・フィードバックによって発信されるものです。時計発信遺伝子のプロモーター(DNAからメッセンジャーRNAへの転写を促進する領域)にBMAL1とCLOCKという二つの蛋白の複合体が結合すると、時計発信遺伝子の転写が促進されてPER1、PER2などの時計蛋白をコードするメッセンジャーRNAであるmPER1、mPER2が作られます。mPER1、mPER2は、核を出て細胞質の中で各々の蛋白質PER1、

PER2へと翻訳されます。これらの蛋白は核内に入り他の蛋白と複合体を作って、それがBMAL1とCLOCKの複合体による時計遺伝子のプロモーター領域への結合を妨げるのです。このようにして時計遺伝子の産物である時計蛋白による、転写の抑制からなるネガティブ・フィードバックが完成します。

賢明なる読者の皆さんは、「遺伝子なら、すべての臓器の細胞が持っているはず」とお気づきのことでしょう。その通り。すべての臓器の細胞には時計遺伝子がちゃんと備わっています。ただし、個々の臓器からその細胞を分離して培養すると、時計遺伝子がメッセンジャーRNAへと転写されるリズムはすぐにへたってしまいます。ところが、視交叉上核の時計遺伝子だけは別格で、分離・培養しても約一カ月にわたってリズムを発信し続けることができるのです。さすが、視交叉上核はマスター・クロックと呼ばれるだけのことはありますね。しかし、視交叉上核が全身の臓器にある個々の時計を同調させるメカニズムは、まだ十分には解明されていないのが現状です。視交叉上核からの神経回路、とくに交感・副交感神経といった自律神経を介するメカニズム、および、副腎皮質ホルモン分泌の概日リズムが重要であろうと推測されています。

余談になりますが、すべての遺伝子のうち、約二割もの遺伝子が時計遺伝子と同じ転写因子によって翻訳が調節されています。それらの遺伝子を「時計関連遺伝子」と呼びます。その多くが代謝関連の遺伝子であることも、興味深い点です。このことは代謝が生体時計と密接な関連をもって調節されていることを示唆しています。また、動物では食餌をとる時間を一定の時期に制限すると、肝臓の「時計」のみが全身のリズムとはずれて、食餌の時間に同調してしまうという興味深い実験報告があります。人間でも夜遅くに夕食を食べると太りやすくなることなどが示されていますが、それは全身の時計と肝臓の時計が告げる時刻がずれてしまうことに関連している可能性が高いと思われます。これらの重要な知見が急速に積み上げられてきつつある現状を反映して、新たな学問分野である「時間栄養学」という分野が注目されるようになっています。

もっと光を

先ほどは、光には生体時計を調節する作用があることを述べました。光はなかなか優れもので、そのほかにも、眠気を減らす作用、交感神経賦活作用、メラトニン分泌抑制作用など、非常に多彩な効果を持っています。さらに、うつ病の治療にも有効なのです。

もともとはうつ病の中でも特殊なタイプである「季節性うつ病」(冬季うつ病)の治療に有効で

あることがわかっていました。冬季うつ病とは、毎年、日照時間の短くなる一〇月から一一月に始まり、日照時間が延びる三月から四月頃には自然に改善するという特殊なうつ病です。私が住む秋田をはじめ、高緯度の地域によくみられる特徴があります。典型的なうつ病では不眠と食欲低下がみられることが多いのですが、冬季うつ病では逆に過眠と食欲亢進がみられます。

秋田大学の学生さんにも冬季うつ病のために留年を繰り返してきた人がいます。秋田は高緯度により冬季の日照時間が短いことに加え、冬季の天候が極めて悪いことによる日照そのものの少ないことが特徴的な土地柄です。このAさんは、四月に関西から秋田大学医学部に入学し、クラブにも入り、張り切って学生生活を送りはじめました。前期の試験も無事合格して、順風満帆の学生生活のスタートを切ったのですが、一〇月の終わりになると学校に来なくなりました。心配した友人がアパートに訪ねていくと、Aさんは櫓ごたつに万年床をのべて横たわり、あたりにはポテトチップなどのジャンクフードのからが散乱しているという状況です。彼はその中で「何も、やる気がせんのや……」と大阪弁でぼやきつつ、日がな一日、ごろごろ暮らしているのです。

残念ながら、後期試験は一月から二月に行うのが決まりですから、単位を落として留年しました。ところが、Aさんは三月に入ると復活し、再び張り切って勉強にもスポーツにも積極的に取り組み、追試を受けていくつか単位も取り返します。前期試験も軽々クリアして、楽勝と思ったのも束の間、一〇月に入るとまたパワーが落ちはじめ、一一月に入ると再びカウチド・ポテト状態に陥り、ずるずると留年してしまいます。その繰り返しで、六年で卒業するところを八年かけてやっと卒業にこぎつきました。Aさんは一度目の国家試験にはしくじりましたが、東京の国試予備校で一年勉強して、このときは冬になっても調子を崩すことなく無事に合格しました。

Aさんは卒業後、秋田で医師として勤務し始めました。ところが、一一月頃からまた調子を崩し、私たちのところを受診なさいました。毎朝、六時頃から二時間、朝食を摂りながら約五〇〇〇ルックスの高照度光の前で過ごしてもらうと、一週間ですっかりよくなりました。ちなみに、Aさん(いまはA先生ですね)は太平洋側の病院に転勤された後は、再発することなく元気で活躍なさっています。このように、冬季、日照時間が短くなるとうつ状態に陥り、春には自然に改善する人は、軽度のものを含めて意外に多いのですが、あまり注目を集めずに現在に至っています。

ところで、Aさんの冬季うつ病に対して私たちが行った治療法を「高照度光療法」といいます。生体時計に働きかけて抗うつ作用を発揮するものか、それとも、時計とは無関係に効果を発揮するものかという点は、いまだに結論が下せない状態にあります。生体時計の針を進める朝に高照度光療法を行うときと、時計には影響を与えない夕方から宵の口に行うときの抗うつ効果には、あまり大きな差がないことがわかっているからです。光療法によって日照時間が短くなったことの悪影響をキャンセルすることができるわけですが、その作用の少なくとも一部は、光の直接作用(フォトン仮説)であると思われます。高照度光療法が冬季うつ病に有効であることから、一般のうつ病に対しても抗うつ効果を発揮するのではないか、という期待が高まりました。しかし、目下のところ、一般のうつ病に対する光療法の有効性は確立したとはいえません。

意外な徹夜の効果

うつ病や躁うつ病の患者さんが一晩徹夜すると、翌朝にうつ症状が改善することは、一九世紀にはすでに報告されていました。ただ、長年注目を集めることはありませんでした。それがうつ病の断眠療法の効果についての系統的な報告がなされるようになったのは一九六〇年代から七〇年代にかけてのことです。例えば、三四例のうつ状態の患者さんに断眠療法を施して、真のうつ病二三例には有効、神経症性のうつ状態一一例には無効であったという報告があります。

その後もこうした報告が相次いでいますが、断眠療法が本格的には普及しなかった最も大きな原因は、その効果がひと眠りしただけで消えてしまうほど儚いという点にあります。例えば、徹夜後の改善が見られた患者さんの八五％が、短期間のうちに再びうつ状態に戻っていたとの報告があります。とくに断眠後の朝の時間帯に居眠りをすると、すぐにうつ状態に逆戻りするといわれています。

私が受け持った患者さんで、こういうケースがありました。その方は重いうつ状態にある躁うつ病の患者さんで、どうしても娘さんの結婚式に参列したいと、涙ながらに訴えられました。そこで私は思案して、式の前夜、徹夜をしてもらうことにしました。その結果、翌朝には患者さんは身動きがとれるようになって、無事、娘さんの結婚式に参列することができました。ただし、その効果は一日だけで、翌日にはすっかり元のうつ状態に戻ってしまいました。でも、結婚式に参列できて本当に良かったとおっしゃっていました。

どれだけ効くか？

うつ病に対する断眠療法には、一晩徹夜という「全断眠」、睡眠の後半部分のみを断眠する

「部分断眠」、レム睡眠のみを断眠する「選択的レム断眠」などの種類があります。また、断眠を一晩だけ行うやり方と、一日おきに三回繰り返すなど、様々な工夫がなされています。それらの成績を総合すると、断眠後の有効率は六〇%以上と考えられています。うつ病と躁うつ病のうつ状態で比較すると、躁うつ病のうつ状態に対する効果がわずかに勝るようです。

薬物療法と比較すると、断眠療法の優秀さがわかります。まず、効果発現の早さです。抗うつ剤が効果を発揮するには最低でも一週間はかかるのに対し、断眠療法の効果はその翌朝に現れます。また、抗うつ剤にも様々種類がありますが、どの患者さんにどの薬が効くのかをあらかじめ予測することはできません。一つめの抗うつ剤のヒット率は約三〇%ですから、効果発現に必要な時間も考えると、断眠療法のヒット率の高さが際立ちます。

また、後にも述べるように、抗うつ剤が効果を発揮しないか、副作用のために抗うつ剤が使えない患者さんにも断眠療法が有効なことがよくあります。副作用も極めて少ないことが知られています。ただし、断眠はてんかん発作を起こしやすくするので、てんかんの患者さんでうつ病に陥った患者さん(これが案外と多いことはあまり知られていません)には使えません。また、躁うつ病のうつ状態の患者さんでは、症状の改善が突き抜けて躁状態をもたらすことも五~一〇%くらいあります。ただし、この躁状態の程度はさほどひどいものではなく、長続きすることも少ないといわれています。

唯一といってもよいほどの欠点は、効果が持続しないことです。断眠した翌日の午前に、座ったまま居眠りをしただけでも、その効果は消えてしまうといわれています。ところが、最近になって断眠療法の効果を固定する方法が開発されてきています。一つの方法は、高照度光療法と組み合わせる作戦です。朝の一定の時刻、例えば午前六時から二時間程度、五〇〇〇ルックス程度の光を連日照射することで、断眠療法の効果を固定するという方法です。

もう一つの方法は、睡眠位相を前進させる作戦です。断眠翌日の睡眠をとるタイミングを六時間早めます。午後一一時に寝ていた人なら、午後五時から午前零時まで寝てもらいます。その翌日は、一時間遅らせて、午後六時から午前一時まで寝てもらいます。こういう具合に、毎日一時間ずつ、寝るタイミングを遅らせて六日間で元の午後一一時から翌朝六時までの睡眠に戻すという作戦です。

この作戦の根拠は、うつ病の患者さんではホルモンや自律神経の指標など、様々な身体の営みの概日リズム位相が前進していることです。つまり、生体時計の針が進んでいることにあります。いちど睡眠のタイミングを六時間早めて、患者さんの生体時計が刻む時刻に合わせ、そのあと少しずつタイミングを元に戻していくことで、生体時計と睡眠のリズムを適切なタイミ

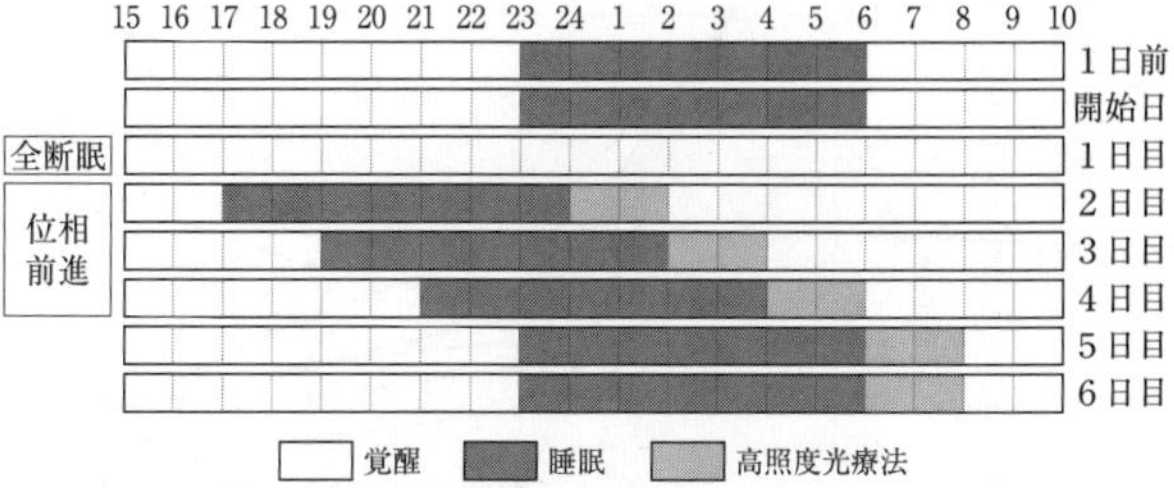

図 7-2 秋田大学医学部附属病院精神科で行っている時間生物学的治療．もともと夜 11 時から朝 6 時までの睡眠時間であった人の例．白抜きは覚醒を，濃い灰色は睡眠を，薄い灰色は高照度光療法を表す．1 つの横棒が 1 日を表す．全断眠の翌日は夕方 5 時から深夜の 12 時まで眠らせ，その後，2 時間高照度光療法を行った．以後，毎日，眠りと光療法のタイミングを 2 時間ずつ遅らせて，6 日目で治療を終了した．（Echizenya ら，2013）

ングにフィットさせるという作戦です。

炭酸リチウム（躁うつ病の治療薬）を併用する作戦、その他の様々な薬を併用する作戦もありますが、詳細は他書にゆずります。

役立つものなら、何でも使おう

私たちの施設では越前屋勝講師（開業のため退職しました）を中心に、薬が効かなかったうつ病の患者さんから断眠療法にチャレンジしたいという希望者を募りました。そして、応募してくださった患者さんに対して、私たち独自の方法による時間生物学的治療を行いました。その方法を図7-2に示します。

私たちの方法は、全断眠を位相前進療法、高照度光療法と組み合わせるやり方です。光を照射するタイミングは、患者さんの目覚めの時刻から設定するのが特徴です。うつ病の患者さん一〇名と、躁うつ病のうつ状態の患者さん三名が、この治療法に挑戦してくれました。平均年齢は四二歳。結果は図7-3のようになりました。

ここで縦軸は、うつ病の重症度（ハミルトンうつ病尺度。得点が高いほど重症）で、治療開始前を一〇〇%とした相対値です。重症度が五〇%以上改善した場合を「改善」とすると、一三名のうち七名が治療開始二〇日目で改善を維持していました。1クール七日間の治療で改善が見られた八名（図中のA～H）のうち、うつに逆戻りしたのは一名でした。有効率は六一・五%です。薬が効かなかった人だけを対象にして、六割を超える有効率を得たことは、私たちの方法の優れた点であると自負しています。ぶり返しが少ない（八分の一）ことも特筆に値します。

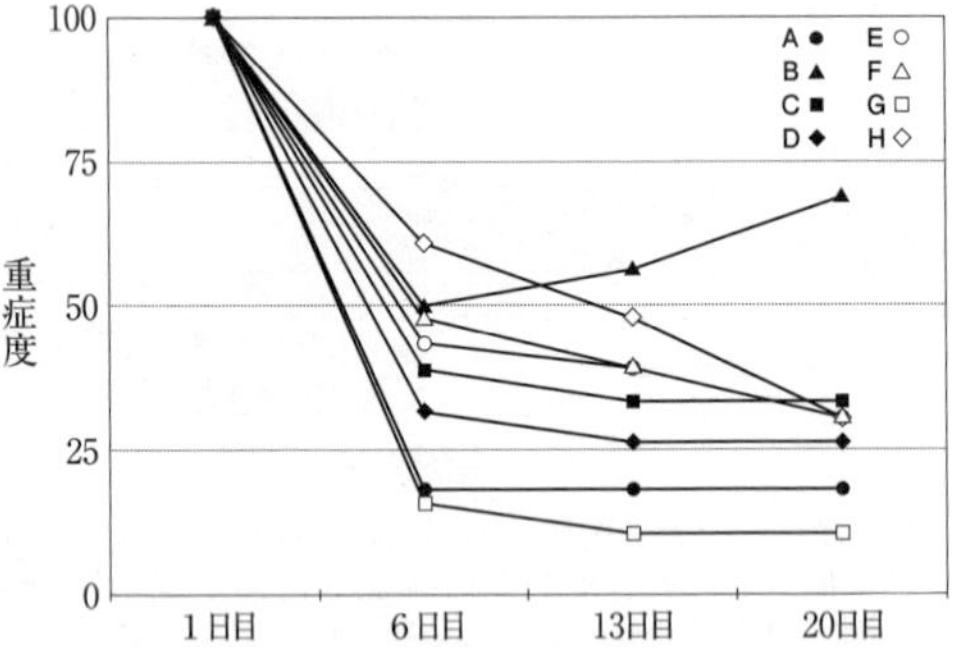

図 7-3 位相前進療法，高照度光療法と組み合せた全断眠の結果．（Echizenya ら，2013）

時間生物学的治療の普及は可能か？

時間生物学的治療法は優れた安全性と効果をもつものですが、患者さんの努力とスタッフの手間がかかります。患者さんにきちんと覚醒を保っていただくために常に誰かがそばにいる必要があるのです。さもないと、うたた寝をしてしまい、せっかくの努力が水の泡となりかねないからです。うたた寝程度でも、効果が消えてしまいかねないところが、この治療法の難しいところの一つです。この治療法にはもちろん、診療報酬は支払われません。また、薬の治験と異なり、製薬会社の支援も受けられません。というわけで、私たちの施設のような研究機関でないと行えないのが現状です。

海外ではイタリアのミラノにあるサン・ラファエルという病院でベネデッティ医師らが、うつ病・うつ状態に対する断眠療法専門の病棟を営んでいます。そこでは患者さんが自らグループで断眠を行い、それを夜勤の看護師が見守るという形で、人手をかけずに行っているそうです。ちなみに、この専門病棟でも断眠療法は研究の一環として診療報酬のないままで行っているとのことです。地道な努力を続けて、この治療法の有効性と安全性をより明確に証明して診療報酬をもらえるように頑張らないと仕方なさそうです。

でも、この治療法をご自宅で、独力でなさろうとは絶対にしないでください。躁病を誘発してしまう危険があります。専門の医療スタッフの見守りがかならず必要です。その点はくれぐれも注意してください。

第8章

悪人のすすめ

眠りと食欲

「にこぽん先生」という言葉を聞いたことがありますか？　私が医者になりたての頃に先輩から教わった「病棟でモテるこつ」が「にこぽん先生」になることです。「にこぽん先生」は用もないのに病棟に行きます。出会った患者さんには誰彼なく肩を叩いて、「よっ、元気？　ごはん、しっかり食べてる？　ちゃんと眠れてる？」と聞きます。患者さんが、「おかげさまで……」と返事をしたら、「ハハハ、よっしゃ！　よっしゃ！」と言って立ち去ります。しかし、食欲がない、眠れないと言う患者さんがいると、その傍らに座り、じっくりと時間をかけて体調や悩み事の有無について聞くのです。「どうせ、お前たちは知識も経験もない新米なんだから、これだけはやっておけ」と言われたのが、「にこぽん先生」でした。

「うつ病は不眠の背後に」の章でも解説したように、不眠と食欲低下はうつ病の患者さんに見られる最も頻度の高い身体症状です。したがって、これらがともに見られない患者さんは、うつ病である可能性はないに等しいのです。

では、なぜ、うつ病の患者さんでは食欲と睡眠がワンセットで障害されやすいのでしょうか。

その理由は正確には不明です。しかし、食欲の中枢と睡眠の中枢はともに視床下部に存在すること、視床下部に存在する様々な神経ペプチドやホルモンが食欲や睡眠に作用する、あるいは、逆に睡眠や食事の影響を受けることなどから考えると、やはり視床下部にその機序を求めるのが妥当ではないか、と思います。

その鍵を握る大事な要因の一つが「オレキシン」です。オレキシンについては、「なぜ、眠る？」の章で解説しましたね。オレキシンをつくる細胞（オレキシン細胞）は視床下部の外側部にあります。そこは昔から摂食中枢として名高い場所です。すなわち、その部位を左右とも破壊した動物（ネコ）は食欲を失ってがりがりに痩せてしまうことが昔からわかっていました。逆に、視床下部の内側部には満腹中枢があり、その部位を左右とも破壊された動物（ネコ）は食欲に際限がなくなり、異常に太ってしまいます。

ところで、動物（マウス）の脳にオレキシンを注入すると、覚醒と食欲がともに増大します。また、空腹はオレキシン細胞の活動を高め、血糖値の上昇はオレキシン細胞の活動を抑制します。これらのことを総合すると、腹が減った動物は覚醒し、えさを探します。その鍵を握るのがオレキシンといえます。反対に、満腹になると血糖値が上がり、オレキシン細胞の活動が下がるので、眠たくなることになります。食後に眠くなるのは、オレキシンのせいなのですね。

うつ病と性格

うつ病になりやすい性格というものはあるのでしょうか。図8-1に、東京女子医科大学の坂元薫教授による、うつ病、躁うつ病の病前性格類型の模式を示します。UNIPOLARとあるのは単極性、すなわち、うつ病です。BIPOLARは双極性、すなわち、躁うつ病を表しています。メランコリー型性格は、古典的なうつ病の患者さんの発症前の性格特徴であると、日本では長年言われてきたものです。他者に心を配り、秩序を大切にし、自分の役割に身を捧げ、権威を敬い、小心で気が弱く、良心的といった特徴です。いわゆる「いい人」ですね。このメランコリー性格の元になった「下田の執着性格」と、テレンバッハの「メランコリー親和型性格」については後で詳しく解説します。「マニー」とは躁病のことで、マニー型性格はうつ病の病前性格とは正反対であることが示されています。

うつ病の話に戻ります。うつ病になりやすい性格、つまりうつ病の病前性格についての議論が活発であったのは、日本とドイツのみであるという奇妙な歴史があります。日本では下田光造がうつ病になりやすい人の性格特性として「執着性格」をあげました。執着性格の人の特徴は、「几帳面」と「熱中性」という二つの要因にまとめられます。すなわち、仕事熱心、凝り

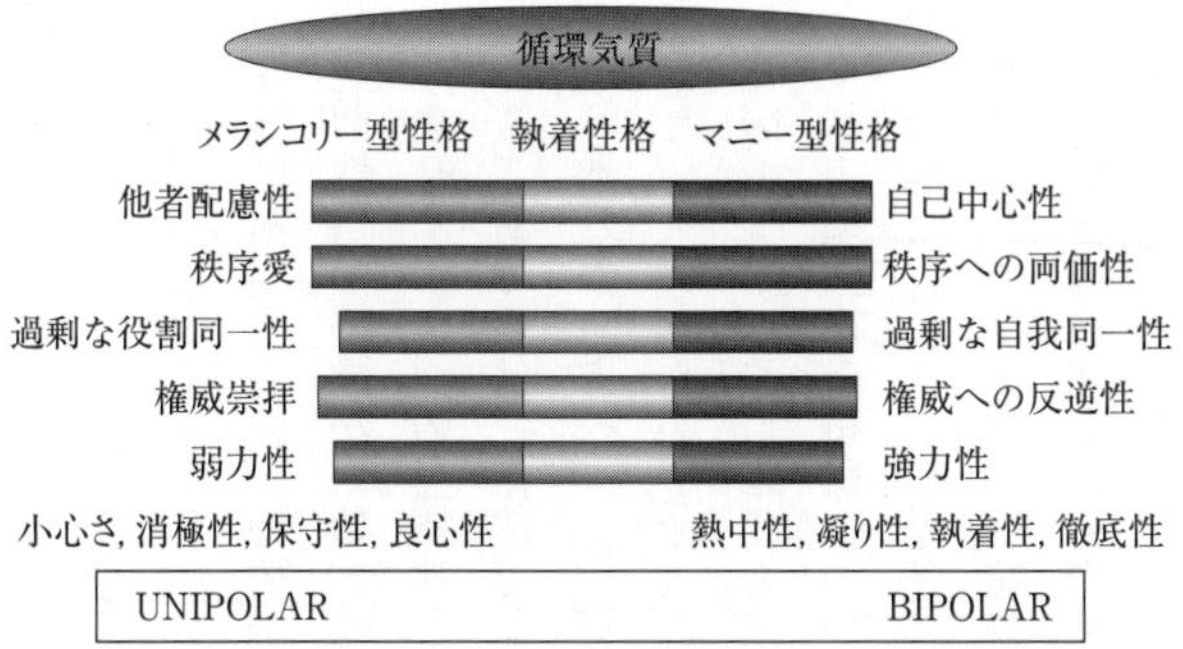

図 8-1　うつ病，躁うつ病の病前性格類型．（坂元，2007）

性、徹底的、正直、几帳面、強い責任感や義務感、ごまかしやずぼらができないなどの特徴があります。「はじめに」の項では高度成長を支えた「期待される人間像」について解説しましたが、これは下田の執着性格とまさに一致する性格特性だとは思いませんか。

メランコリーはいまでもよく使われる言葉ですが、元来は「黒胆汁（こくたんじゅう）」のことです。ギリシャ・ローマ時代の医学では黒胆汁が優勢な人は憂うつになると考えられていました。メランコリー親和型性格はこの故事にちなんで、うつ病の病前性格としてドイツのテレンバッハという精神医学者が提唱したものです。テレンバッハは、うつ病になりやすい人の特徴として「秩序愛」を取り出しました。このような人は、仕事の上では正確、綿密、勤勉、良心的、強い責任感が特徴的です。対人関係では「他者のための存在」、すなわち、他人との衝突・摩擦を避け、他人に心から尽くそうとします。世俗的な意味で、過度に道徳的な人たちです。

このように、「下田の執着性格」と「テレンバッハのメランコリー親和型性格」には共通した要素が多いのです。しかし、最近の欧米の研究では、うつ病の病前性格としてメランコリー型性格に相当する性格特徴があるという報告はほとんどありません。それでは、なぜ、うつ病の病前性格の特徴が日独と欧米でこのように異なっているのでしょうか。その理由は明確ではありません。一つの可能性として、メランコリー型性格は日独の社会人が身につけるべき作法である、あるいは、作法であったのではないかと考えられます。中年男性であれば、うつ病であろうがなかろうが、「期待される人間像」に相当するこの作法を身につけている人が多いに過ぎないというものです。これが正しければ、「期待される人間像」は時代とともに変化しているので、もはや日本でもメランコリー型性格は少なくなっているかもしれませんね。

マニー型性格の特徴についても考えてみましょう。躁うつ病の発症は若者に多いので、若者のうつ病(実は躁うつ病のうつ病相)の患者さんの性格特性は、まだ社会で揉まれていない、すなわちメランコリー型性格を身につけるに至っていない、若者一般の性格特性を反映しているに過ぎないという可能性も考えられるでしょう。もう一つの可能性は、うつ病概念の変遷による影響が考えられます。現在ではうつ病概念が昔に比較して拡散している傾向があります。つまり、いろいろなタイプのうつ病があるということです。メランコリー型性格は、病前性格としてうつ病の一部には当てはまるものの、うつ病全体の中では薄められて優位な特徴としては浮かび上がってこないという可能性です。

このように、世界で共通する「うつ病になりやすい性格」があるのか否かについては、明確な結論は下せないのです。また、「うつ病になりやすい性格」があるとして、それはうつ病の原因と関係するのか、ストレスを少なくするために身につけた性格なのか、などの点についても不明です。ただし、近年の大規模な信頼性の高い研究の結果、うつ病の病前性格の特徴として「神経質」という特徴が抽出されています。一例として、米国のケンドラー博士たちの報告があります。彼らは、一九二五〜五八年の間にスウェーデンで生まれた双生児の性格を一九七二〜七三年に検査し、さらに一九九八〜二〇〇三年にかけて、うつ病を発症したことがあるかどうかを調査しました。彼らの調査対象は七八三一組の双生児という大規模な研究です。その結果、「神経質」な性格の持ち主であることが、後のうつ病発症と有意な関係をもつことが明らかになりました。さらに、一卵性双生児(同じ遺伝子の持ち主)と二卵性双生児を比べることにより、「神経質」はうつ病発症の遺伝的要因の目印であるとの結論が下されています。

「神経質」の特徴が強い人は仕事に対するこだわりが強く、対人関係では過敏、出来事に対しては自律神経の反応（ドキドキする、赤面する、汗をかくなど）が大きいなどの特徴を持つ、いわゆる「神経質な人」に相当します。出来事に反応して不眠を起こしやすいことも特徴の一つです。また、仕事熱心で責任感が強いなど、その一部はメランコリー型性格とも共通する部分があります。

それでも私の臨床実感として、中年以降に発症する古典的なうつ病の患者さんの中にはメランコリー型性格の持ち主が多いな、という感触はあります。私なりにそのような人の特徴をまとめると、「人には甘いが、自分にはきびしい」「何か良くないことがあると、自分のせいだと思ってしまう」「断り下手で、背負い込みやすい」「人に任せるのは苦手」「手が抜けない」「人の思惑を気にする」ということです。一人で仕事を抱え込み、よく気配りをして愚痴を言わずに黙々と働き、うまくいかないと自責的になり、おまけに神経質である「いい人」です。こういう人は、何か事があると、そのたびに眠れぬ夜を過ごすような性格の持ち主ではないでしょうか。

悪いヤツほどよく眠る

そこで「悪人のすすめ」です。「悪い人」は自分の都合で物事を決めます。おかげで仕事についてもマイペースなので、仕事を一人で抱え込むこともなく、部下に仕事を丸投げして顰蹙を買うことも平気です。うまくいかないことがあっても、自分を責めることもなく、他人や状況のせいにします。オフの時間帯には気晴らしも上手にできます。自分の楽しみのために睡眠時間を削ることはあっても、仕事のために削ることは最小限にしています。どうです？　これならよく眠れると思いませんか？

性格は変えがたいものですが、行動を変えることはできます。そこで、いい人に悪い人の真似をしてもらう「悪人作戦」を実行してもらいます。「断り上手になる」「仕事をひとに手伝ってもらう」「プライベートタイムの充実」「今日できることでも、疲れたら明日に回す」「手抜きをする」「愚痴をこぼす」などがその例です。これ抜きだと、うつ病の患者さんの復職は困難です。悪人作戦はうつ病の予防にもなると思います。ただし、悪人になるためには、後述するように周りのサポートも必要です。うつ病はつらい病気です。周囲の人のサポートがあるなら、患者さんは無器用ながらも悪人の真似にトライしてくれます。

「悪人のすすめ」は、患者さんの完全主義や過度の他者配慮性、自罰的傾向を見直してもらうきっかけを作るキャッチフレーズです。認知行動療法（ＣＢＴ）と共通する部分もありますね。悪人になれない人のスキーマと自動思考にシステマチックに働きかけ、その修正をはかるのが、うつ病に対するCBTと言ってもよいでしょう。

上司・同僚に心がけてほしいこと

現在の職場環境には非常に厳しいものがあります。合理化が進み、職場内の人員に余裕はありません。個人ベースの業績主義・成果主義が職場内の人間関係にも緊張感を与えています。弱音を吐いたり、仕事のペースを落とすと、リストラの対象になるのではとの怯えもあります。そのような状況の中で「いい人」がうつ病など、メンタルの問題を抱えて長期間休まざるをえなくなると、そのしわ寄せは職場の同僚たちに重くのしかかります。

Aさんは「いい人」であっただけに、たくさんの仕事を抱え込んだまま、病休に入ってしまいました。人任せにできない性格のため、同僚はAさんの抱えていた仕事の内容がわからないこともあるでしょう。そうして同僚が疲弊しているところに、Aさんが復職してくることになりました。あなたが同僚だったとして、Aさんに優しくしてあげられるでしょうか。「あなたが休んだおかげで、俺たちはへとへとだ」「復職したからには、一人前に働いてもらう」「仕事の遅れを取り返してもらおう」と考えてしまうかもしれません。

「いい人」であるAさんは、当然、同僚がそのように考えていることを感じ取ります。「自分が弱いために、うつ病になった」「自分が休んだために、同僚・部下に迷惑をかけた」「遅れを取り戻さなくてはならない」「借りを返さなくてはならない」「今まで以上に頑張らなければならない」「仕事以外のことを考えてはだめだ」「弱音は吐けない」。これでは、すぐにまた、うつ病に逆戻りしてしまいます。

復職者がすぐにつぶれてしまうような職場は、「不幸の拡大再生産」のプロセスにあるのです。そのような職場で働くＢさんを紹介しましょう。

ストレスの多い職場で同僚のＡさんがメンタルの問題で長期間休むのを見ると、「自分もあのようになるのではないか」との怯えが生じます。Ａさんが復職後間もなくつぶれると、「やっぱりメンタルの病気になったら、おしまいだ」という確信が生まれます。そのうちに不眠と食欲低下を自覚しても、Ｂさんは自らのメンタル不調を否認し、業務を減らしたり、他の同僚に助けを求めたりすることはありません。まして上司に相談する、医師に相談することなんて、夢にも思いません。どんどん疲弊して仕事の効率低下を自覚しても、頑張りで乗り切ることしか、考えられないのです。

唯一の休息の機会は眠りですが、その眠りが損なわれていきます。やっと寝ついても、夜中に目を覚まし、過去を悔やんだり、取り越し苦労をして、ますます目が冴えてしまいます。自分には能力がない、職場の同僚にも、妻子にも迷惑をかけている、自分はいない方がよい人間であるなど、現実にはそぐわないことまで考えてしまいます。寝床がもはや牢獄のように感じられるのです。心から楽になりたいという気持ちが募ると、死に思いが向かいます。楽になるためには死ぬほかない。そこまで思い詰めると、あるとき魔が差してしまうかもしれません。

まさに「不幸の拡大再生産」です。では、こうならないために何かできることがあるでしょうか。メンタル不調で休養し、復職した人に対する職場の支援体制を構築することが、その答えになります。その肝は「次は自分だ」と考えてもらうことです。言いかえると、「安心してうつになれる職場を目指す」ということです。

自分なら、復職時にどうしてほしい？と考えれば、次のように思うのではないでしょうか。

- 自然に接してほしい。
- 引け目を感じさせないでほしい。
- 腫れ物扱いはいや。
- でも、一人前に仕事をする自信はない。
- ゆっくり、仕事に慣れさせてほしい。
- 薬をのむのを邪魔しないで。

- 無理に気晴らしに誘わないで。

そのためには、メンタル不調で休職したAさんの復職支援に向けて、勉強会を開くのが有効です。早く回復すれば、職場のみんなが楽になります。自分の番が来たときも安心ですし、余計な気遣いをしなくてすむようになります。職場の雰囲気も和みます。勉強会を開く際には、会社の産業医、保健師、看護師、カウンセラーの参加、主導が望まれます。主治医とも連携しましょう。また、勉強会の資料は主治医とAさんにも見せて、うそやまやかしのない支援にできたら文句なしです。そうして勉強会を開いたら、復職するAさん本人に次のようなことを伝えてあげてください。つらい時代であるからこそ、お互いに支え合っていかなくてはいけないのです。

- 病み上がりにはリハビリがいると知りました。
- 通院と服薬は再発予防の鍵であると知りました。
- 食欲と睡眠がバロメータだと知りました。
- むやみに励ましたり、気分転換に連れ出すことはよくないと知りました。
- 業務量が多すぎたり、物足りなくなったら、相談してください。
- はじめは行事にはお誘いしません。行事に参加してもよくなったら、教えてください。

黄色信号がでたら

うつ病の黄色信号のわかりやすい指標は、眠りと食欲の問題です。寝つきに三〇分以上かかる、夜中に再三目覚めて眠りに戻るまでに時間がかかる、いつもよりも三〇分以上早く目覚めるなど、眠りに関する問題が二週間以上続くようなら要注意、黄色信号の点灯です。食欲が減る、体重が減る、好物でもおいしく感じられないなどが加われば、ますます要注意です。

いつもなら楽しめることにも興味が向かない、気が沈む、考えが前に進まない、億劫、いらいらするといった、うつ病特有の症状はありませんか？ そして、このような不調を来したきっかけについても、思いをめぐらせてください。家族の不幸、離婚、不和など、いかにもというう出来事が見つかるかもしれません。しかし、きっかけとなる出来事があっても、それが理由で不調が生じているとは限りません。昇進、新築、子女の進学、就職、結婚など、本来おめでたいことも黄色信号のきっかけになるのです。きっかけとなる出来事が「うつ病のスイッチ」を押してしまったのなら、出来事の影響が薄れても不調は改善するどころか、時の経過に伴ってますます悪化するのです。「うつ病のスイッチ」が入ってしまえば、出来事とは無関係に病気のプロセスが進行してしまうところが、出来事に対する単なる反応である抑うつ反応とは異なる点です。

黄色信号がでたなら、かかりつけ医をお訪ねください。あるいは直接、メンタルの専門家を受診なさってもよいですよ。クリニックや、総合病院の神経科や心療内科であれば行きやすいですよね。かかりつけ医に腕の良いメンタルの専門家を紹介してもらうというのも、有効な作戦です。業界内の評判というのには確かなものがありますから。

睡眠12箇条で、あなたも眠りの達人に

睡眠を確保するための日常生活の改善が大切です。これはどなたにも当てはまることです。最後に「睡眠12箇条」をご紹介しましょう。これは先に述べた不適切な睡眠衛生を逆転させたものといってよいでしょう。厚生労働省の精神・神経疾患研究委託費の補助をうけた「睡眠障害の診断・治療ガイドライン作成とその実証的研究班」(主任研究者内山真。国立精神保健研究所部長(当時)、現日本大学医学部教授)は、『睡眠障害の対応と治療ガイドライン』を刊行しています。そのエッセンスである、「睡眠障害対処12の指針」を示します。

これとは別に、私流に少しくずした「快眠法」も以下に記します。昼間しっかり目覚めて過ごす作戦と、夜に自然な眠気をもたらす作戦の二つの組み合わせです。

睡眠 12 箇条　出典：睡眠障害の対応と治療ガイドライン

1　**睡眠時間は人それぞれ．日中の眠気で困らなければ十分**
- 睡眠の長い人，短い人．季節でも変化
- 8時間にこだわらない
- 年をとると必要な睡眠時間は短くなる

2　**刺激物を避け，眠る前には自分なりのリラックス法**
- 就寝前4時間のカフェイン摂取，就寝1時間前の喫煙は避ける
- 軽い読書，音楽，ぬるめの入浴，香り，筋弛緩トレーニング

3　**眠たくなってから床につく．就寝時間にこだわりすぎない**
- 眠ろうとする意気込みが頭を冴えさせ，寝つきを悪くする

4　**同じ時刻に毎日起床**
- 早寝早起きでなく，早起きが早寝に通じる
- 日曜日に遅くまで床で過ごすと，月曜日の朝がつらくなる

5　**光の利用で良い睡眠**
- 目が覚めたら日光を取り入れ，体内時計をスイッチオン
- 夜は明るすぎない照明を

6　**規則正しい三度の食事，規則的な運動習慣**
- 朝食は心と体の目覚めに重要．夕食はごく軽く
- 運動習慣は熟睡を促進

7　**昼寝をするなら 15 時前の 20〜30 分**
- 長い昼寝はかえってぼんやりのもと
- 夕方以降の昼寝は夜の睡眠に悪影響

8　**眠りが浅いときは，むしろ積極的に遅寝・早起き**
- 寝床で長く過ごしすぎると熟睡感が減る

9　**睡眠中の激しいいびき，呼吸停止やぴくつき，むずむず感は要注意**
- 背景に睡眠の病気，専門治療が必要

10　**十分眠っても日中の眠気が強い時は，専門医に相談**
- 長時間眠っても日中の眠気で仕事・学業に支障がある場合は専門医に相談
- クルマの運転に注意

11　**睡眠薬代わりの寝酒は不眠のもと**
- 睡眠薬代わりの寝酒は，深い睡眠を減らし，夜中に目覚める原因となる

12　**睡眠薬は医師の指示で正しく使えば安全**
- 一定時刻に服用し就床
- アルコールと併用しない

①昼間をしっかり目覚めて過ごす作戦

A　お日様と仲良くしよう

光には覚醒作用があります。昼間には戸外や明るい窓辺で過ごす時間を増やしましょう。

B　午後の決まった時間に二〇分くらいの短い昼寝をしましょう

午後の眠気をとる作戦です。短い昼寝は睡眠時間をかせぐことが目的ではなく、午後の眠気を減らすことを目指すものです。午後の時間を活発に過ごすと、夜に良い眠りが得られます。長い昼寝は夜の眠りを減らしますし、目覚めた後に寝ぼけがしばらく続くため、午後の活動の妨げになります。

C　楽しいことをしましょう

体を動かす、歌を歌う、音楽を聴く、ゲームに参加する。昼間の活動はしっかり目覚める作戦には欠かせません。特に運動には快眠をもたらす要因がたくさんふくまれていますよ。

②夜の自然な眠気をもたらす作戦

A　朝は決まった時刻に起きましょう

朝の起床の時刻が夜の寝つきの時刻を決めます。

B　お風呂は昼間でなく、夜に入りましょう

入浴により深部体温が上がると、放熱が促されて眠りのスイッチが入ります。

C　午後三時以降のカフェインはひかえましょう

カフェインは天然の睡眠物質アデノシンの作用に拮抗します。コーヒー、紅茶だけではなく、緑茶にも注意。上等の煎茶はコーヒー並みに大量のカフェインを含んでいます。午後三時以降は番茶の出がらしで、我慢しましょう。

D　眠くなってから、寝床に入りましょう

普段の寝つきの時刻より二〜三時間早い時間帯は、最も寝つきにくい時間帯です。「入眠禁止ゾーン」というあだ名もあります。睡眠時間を確保しようとして、早々と寝床に入っても眠れるものではありません。

E　もう一度、お日様と仲良くしよう

昼間にしっかり光を浴びると、夜間のメラトニン分泌が増加します。メラトニンは脳の深部にある松果体から分泌されるホルモンで、催眠作用があります。

F　夜は照明を落とそう

光には覚醒作用があります。室内の照明を少し暗くしましょう。

ここでDの「寝つき」について補足しておきましょう。図8-2上段をご覧ください。前述の内山先生の研究です。上段は、活動量記録計を用いて記録した睡眠・覚醒パターンです。横軸は時刻、一行が一日に当たります。縦軸は行動量で、起きているときは高く、眠ると非常に低くなるので睡眠と覚醒の区別がつきます。この人の習慣的入眠時刻は午前零時頃。起床時刻は午前六時半頃であることがわかります。

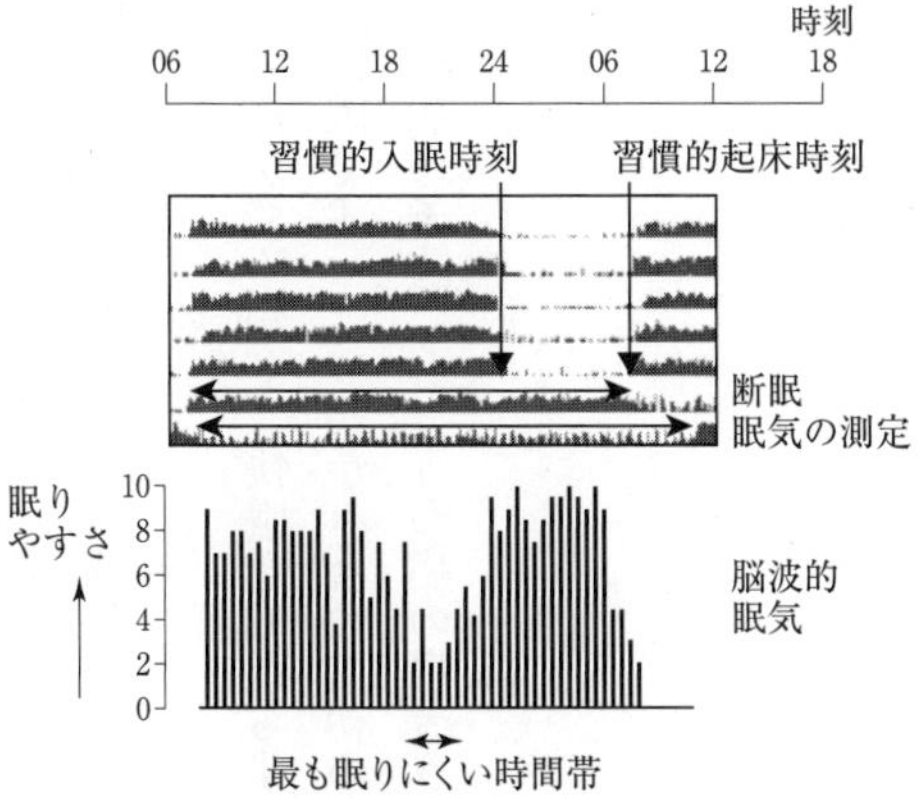

図 8-2　活動量記録計を用いて記録した睡眠・覚醒パターン．(Uchiyama ら，2007)

　そこで、一晩まったく眠らないで過ごした翌日、眠気の測定を行います。眠気の測定のため、睡眠・覚醒を三〇分ごとに繰り返してもらう実験です。二〇分起きて活動し、一〇分横になって休んでもらいます。その一〇分のうち、実際に眠った時間が長いほど、その時間帯の眠気が強いことになります。下段がその結果です。縦軸はその時間帯に眠った長さ(分)で、眠りやすさを表します。横軸は時刻です。普段の入眠時刻の二〜三時間前に最も眠りにくい時間帯があることがわかります。

いかがですか？　快眠をもたらすのは良い昼間の生活であり、良い昼間の生活をもたらすのが快眠です。二つがかみ合って初めて、心身の健康が保たれます。快眠法はメタボの予防にも、うつ病の予防にも、うつ病の患者さんの社会復帰にも必須のものなのです。

おわりに　大災害と睡眠

東大寺二月堂の修二会（お水取り）が終わると、私が今住んでいる秋田でも春の息吹が感じられるようになります。ただ、修二会の期間中である三月一日から満行の三月一五日までの間は、一時的に真冬に逆戻りしたかのような寒い日々が続きます。そんなとき、母が「今年の坊さんは修行が足りないのとちがうかしら？」と言っていたことを思い出します。東日本大震災が起こったのは二〇一一年三月一一日、修二会の最中のことでした。

秋田は直後より数日の間、停電が続きました。被災地の状況はラジオを通じて知るほかはありませんでした。後日、当時の映像を見ますと、被災地の空には雪が舞い、津波に遭った人たちは凍えていらっしゃいました。避難所に当てられた体育館では、寒いうえに余震が続き、被災なさった方々は数日の間、ほとんど睡眠をとれていらっしゃらなかったと思います。その後も、避難所の生活は困難を極めたでしょう。寒さ、空腹、プライバシーの欠如と物音、再三起こる余震、不十分な寝具、ほこり、光などの影響を受けて、被災者の方々の眠りは質的・量的に貧しいものであったに違いありません。

　私は発災から一カ月半ほど経過した時期に被災地にはいり、避難所をめぐって診療のお手伝いをしました。昼間に巡回しますと、いらっしゃるのは高齢の方ばかりです。若い人たちは、行方不明者の捜索や、瓦礫の片付けに出かけていらっしゃいました。避難所では地べたの生活で、寝起きには皆さんとても苦労されていました。夜中、暗い中で起き上がり、遠方のトイレまで、寝ている他の人々を踏んづけてしまわないように注意しながら歩くのは大変です。そのご苦労もさることながら、転倒の危険が私には心配でした。介護が必要な方を抱えたご家族の場合に、地べたの生活の問題は深刻でした。体の不自由な方の体位を変えたり、起こしたりするのは、ベッドに寝ている時とくらべると大変ですから。そのせいなのか、腰痛を訴える方が多くいらっしゃいました。私もせっせと湿布薬をお配りしました。

　被災者の皆さんは口ぐちに、「眠れない」とこぼしていました。余震をはじめ、周りの人のたてるいびきなど、物音も眠りを妨げる一因になっていましたが、夜中に寝ぼけて大声で奇声を発したり、手足を振り回す人がいて、それが一番困るとも言われていました。ようやく収まったかと思い、うとうとすると、また別の人が騒ぐので、朝までおちおち眠っていられなかったとのことです。ある方は、「本人には自覚がないし、眠っている最中の言動なので、文句を言うわけにもいかない」と打ち明けてくださいました。

これはおそらく、第3章「眠りを計る」のところで解説した、「レム睡眠行動障害」のためと思われます。レム睡眠行動障害は、夢を見たときに働く体のブレーキが作動しない病気です。この病気の患者さんは、夢見の行動をそのまま表出してしまうのです。非常にストレスのかかる状況下でしたから、さぞや恐怖に満ちた激しい夢を見ておられたことでしょう。奇声を発したり、奇異な言動をとるのは、そのためではないかと思われます。

眠れないで困っている方々には睡眠薬を差し上げたいところですが、やめました。なぜなら、皆さん高齢なので、睡眠薬を服用すると夜中のトイレ通いの際に起き上がろうとしたときにふらついて転倒する危険が大きいこと、寝ぼけ（譫妄）を惹起する危険があると思ったからです。もちろん、以前から睡眠薬を服用中で、薬が残り少なくなったという方には睡眠薬を差し上げましたが……。また、避難所の生活では、とくに高齢の方で屋内に閉じこもった生活になりがちな点も気にかかりました。快眠法のところで解説したように、昼間に十分お日様にあたることと運動は、夜間の良眠をもたらす力を持っているからです。

避難している被災者の皆さんの血圧は、軒並み上がっていました。もとから高血圧の人では驚くほど高かったのに加えて、普段は正常の血圧の人も高血圧症になっていました。降圧剤をきちんと服用なさっている方でも、血圧は大きく上がっていたのです。この点については自治医科大学の苅尾七臣（かずおみ）教授が報告しています。阪神淡路大震災の際、震源地付近の国保北淡診療所に勤務していた苅尾教授は、被災者の血圧が軒並み上昇していたことを発見しました。この現象を「災害高血圧」と言いますが、私もそれを実際に東北の被災地で目撃しました。苅尾教授は災害高血圧の起こるメカニズムとして交感神経の機能亢進をあげています。その大きな要因が、劣悪な睡眠環境のもたらす不眠なのです。

　アメリカでは二〇〇五年にハリケーン・カトリーナが甚大な被害をもたらしました。多くの人々が避難所に収容されました。日本の避難所と異なり、そこには簡易ベッドが用意されていました。日本でも、段ボール製の簡易ベッドが開発されていたようですが、残念ながら被災地で活用されたという話は聞きません。せめて簡易ベッドがあったら、寝起きの際のご苦労や転倒の危険、介護にあたる方々のご負担もかなり軽減し、また、眠りの質にも良い影響があったのに、と残念に思います。

　被災三県では二〇一一年七月の時点で、被災後に不眠を経験した人の割合は四六％にも上りました。また、被災県に限らず、全国でも不眠を訴える人の割合は二一％に上りました。これは二〇〇九年の一二％と比較してほぼ二倍の数字です。ただし、その数値は翌年の二〇一二年には元の水準にまで戻ったとのことです。

被災者の方々の眠りは、その後どうなっているでしょうか。残念ながら、私はそのデータを持ち合わせません。仮設住宅にお住まいの、とりわけ高齢の方々の中には、外出もせず、引きこもった生活を送る方が多いと聞いています。また、県外に避難していて、コミュニティから切り離されてしまった方々も、引きこもりがちになっているのではないでしょうか。そのような生活習慣がもたらすであろう不眠、そして、その後に発症するかもしれないうつ病のことを、私は心配しています。

このことが関与したか否かはわかりませんが、被災三県のうちでも福島県の自殺者数がとりわけ多いことが報じられています。しかも、二〇一一年の一〇人、二〇一二年の一三人に比べ、二〇一三年には二三人とほぼ倍増しているのです。大地震、大津波の被害に加えて、原発事故の影響によって故郷を離れて暮らさざるを得なくなった福島県民の眠りのことを、私はとても心配しています。

大災害の後に心身の健康を守るためにも、良い眠りを確保することが大切です。その根拠となる事柄と、良い眠りを確保するための方策をこの本では解説したつもりです。読者の皆様のこころとからだの健康保持・増進、そして、うつ病の予防・早期発見・早期治療に、この本が少しでもお役に立てば幸いです。また、睡眠の科学にも興味を持っていただければ、私にとって望外の幸せです。

二〇一五年八月

清水徹男

引用・参考文献

第1章

Kang et al., Amyloid-beta dynamics are regulated by orexin and the sleep-wake cycle. Science. 326(5955): 1005–1007, 2009.
Xie et al., Sleep drives metabolite clearance from the adult brain. Science. 342(6156): 373–377, 2013.
Costandi, Neurodegeneration: amyloid awakenings. Nature. 497(7450): S19–20, 2013.
Ooms et al., Effect of 1 night of total sleep deprivation on cerebrospinal fluid β-amyloid 42 in healthy middle-aged men: a randomized clinical trial. JAMA Neurol. 71(8): 971–977, 2014.

第2章

Rechtschaffen et al., Sleep deprivation in the rat: X. Integration and discussion of the findings. Sleep. 12: 68-87, 1989. 図2-1
ダニエル・T・マックス『眠れない一族――食人の痕跡と殺人タンパクの謎』柴田裕之訳、紀伊國屋書店、二〇〇七。
Tochikubo et al., Effects of insufficient sleep on blood pressure monitored by a new multibiomedical record-

er. Hypertension. 27: 1318–1324, 1996. 図2-6
Walker, The role of sleep in cognition and emotion. Ann N Y Acad Sci. 1156: 168–197, 2009. 図2-7
Wali et al., Effect of on-call-related sleep deprivation on physicians'mood and alertness. Ann Thorac Med. 8: 22–27, 2013. 図2-8

第3章

内山真編『睡眠障害の対応と治療ガイドライン 第2版』じほう、二〇一二。

第4章

Torsvall et al., Sleepiness on the job: Continuously measured EEG changes in train drivers. Electroencephalography Clinical Neurophysiol. 66: 502–511, 1987. 図4-1
西田泰「科学警察研究所交通安全教室資料」(高橋清久編『睡眠学　眠りの科学・医歯薬学・社会学』)じほう、二〇〇三。図4-2
粥川裕平「睡眠障害の疫学」(大塚俊男編『精神障害の疫学』)ライフ・サイエンス、一九九七。図4-4
渡辺昌祐ほか「Ⅲ　症状」(渡辺昌祐、光信克甫編『プライマリケアのためのうつ病診療Q&A 改訂第2版』)金原出版、一九九七。図4-5
三木治「心療内科のプライマリ・ケアにおける初診患者330例のうつ病実態調査」心身医学 42: 586, 2002. 図4-6

Chang et al., Insomnia in young men and subsequent depression. The Johns Hopkins precursors study. Am J Epidemiol. 146: 105–114, 1997. 図4-7

第5章

Holsboer, The corticosteroid receptor hypothesis of depression. Neuropsychopharmacology. 23: 477–501, 2000. 図5-2

Neylan et al., Insomnia severity is associated with a decreased volume of the CA3/dentate gyrus hippocampal subfield. Biol Psychiatry. 68: 494–496, 2010. 図5-3

第6章

中島俊ほか「不眠症の認知行動療法」（井上雄一、岡島義編『不眠の科学』）朝倉書店、二〇一二。

第7章

Echizenya et al., Total sleep deprivation followed by sleep phase advance and bright light therapy in drug-resistant mood disorders. J Affect Dis. 144: 28–33, 2013. 図7-2、図7-3

第8章

坂元薫「病前性格」日本臨床、65: 1591–1598, 2007. 図8-1

Kendler et al., Personality and major depression: a Swedish longitudinal, population-based twin-study. Arch Gen Psychiatry. 63: 1113–1120, 2006.

Uchiyama et al., Poor compensatory function for sleep loss as a pathogenic factor in patients with delayed sleep phase syndrome. Sleep. 23: 553–558, 2000. 図8-2

清水徹男

1953年東京生まれ，大阪育ち．1977年大阪大学医学部卒業．国立大阪病院を経て，
現在—秋田大学大学院医学系研究科精神科学講座教授，同附属病院精神科科長，日本睡眠学会理事(前理事長)
専門—精神医学，睡眠科学，精神生理学
編著—『睡眠障害治療の新たなストラテジー——生活習慣病からみた不眠症治療の最前線』先端医学社(編著)，『睡眠学』『睡眠学ハンドブック』朝倉書店，日本睡眠学会編，『臨床睡眠医学』朝倉書店(分担執筆)，Forensic Aspects of Sleep, Wiley(分担執筆)

不眠とうつ病　　岩波新書(新赤版)1558

2015年8月20日　第1刷発行

著者　清水徹男(しみずてつお)

発行者　岡本　厚

発行所　株式会社 岩波書店
〒101-8002 東京都千代田区一ツ橋2-5-5
案内 03-5210-4000　販売部 03-5210-4111
http://www.iwanami.co.jp/

新書編集部 03-5210-4054
http://www.iwanamishinsho.com/

印刷・三陽社　カバー・半七印刷　製本・中永製本

ISBN 978-4-00-431558-2　　Printed in Japan

岩波新書新赤版一〇〇〇点に際して

ひとつの時代が終わったと言われて久しい。だが、その先にいかなる時代を展望するのか、私たちはその輪郭すら描きえていない。二〇世紀から持ち越した課題の多くは、未だ解決の緒を見つけることのできないままであり、二一世紀が新たに招きよせた問題も少なくない。グローバル資本主義の浸透、憎悪の連鎖、暴力の応酬――世界は混沌として深い不安の只中にある。

現代社会においては変化が常態となり、速さと新しさに絶対的な価値が与えられた。消費社会の深化と情報技術の革命は、種々の境界を無くし、人々の生活やコミュニケーションの様式を根底から変容させてきた。ライフスタイルは多様化し、一面では個人の生き方をそれぞれが選びとる時代が始まっている。同時に、新たな格差が生まれ、様々な次元での亀裂や分断が深まっている。社会や歴史に対する意識が揺らぎ、普遍的な理念に対する根本的な懐疑や、現実を変えることへの無力感がひそかに根を張りつつある。そして生きることに誰もが困難を覚える時代が到来している。

しかし、日常生活のそれぞれの場で、自由と民主主義を獲得し実践することを通じて、私たち自身がそうした閉塞を乗り超え、希望の時代の幕開けを告げてゆくことは不可能ではあるまい。そのために、いま求められていること――それは、個と個の間で開かれた対話を積み重ねながら、人間らしく生きることの条件について一人ひとりが粘り強く思考することではないか。その営みの糧となるものが、教養に外ならないと私たちは考える。歴史とは何か、よく生きるとはいかなることか、世界そして人間はどこへ向かうべきなのか――こうした根源的な問いとの格闘が、文化と知の厚みを作り出し、個人と社会を支える基盤としての教養となった。まさにそのような教養への道案内こそ、岩波新書が創刊以来、追求してきたことである。

岩波新書は、日中戦争下の一九三八年一一月に赤版として創刊された。創刊の辞は、道義の精神に則らない日本の行動を憂慮し、批判的精神と良心的行動の欠如を戒めつつ、現代人の現代的教養を刊行の目的とする、と謳っている。以後、青版、黄版、新赤版と装いを改めながら、合計二五〇〇点余りを世に問うてきた。そして、いままた新赤版が一〇〇〇点を迎えたのを機に、人間の理性と良心への信頼を再確認し、それに裏打ちされた文化を培っていく決意を込めて、新しい装丁のもとに再出発したいと思う。一冊一冊から吹き出す新風が一人でも多くの読者の許に届くこと、そして希望ある時代への想像力を豊かにかき立てることを切に願う。

（二〇〇六年四月）

岩波新書より

福祉・医療

医と人間	井村裕夫編
医療の選択	桐野高明
納得の老後 日欧在宅ケア探訪	村上紀美子
移植医療	櫛島次郎 出河雅彦
医学的根拠とは何か	津田敏秀
転倒予防	武藤芳照
看護の力	川嶋みどり
心の病 回復への道	野中猛
重い障害を生きるということ	髙谷清
肝臓病	渡辺純夫
感染症と文明	山本太郎
ルポ 認知症ケア最前線	佐藤幹夫
ルポ 高齢者医療	佐藤幹夫
医の未来	矢﨑義雄編
介護保険は老いを守るか	沖藤典子
パンデミックとたたかう	押谷仁 瀬名秀明
健康不安社会を生きる	飯島裕一編著
健康ブームを問う	飯島裕一編著
疲労とつきあう	飯島裕一
長寿を科学する	祖父江逸郎
温泉と健康	阿岸祐幸
介護 現場からの検証	結城康博
医療の値段	結城康博
腎臓病の話	椎貝達夫
「尊厳死」に尊厳はあるか	中島みち
がんとどう向き合うか	額田勲
がん緩和ケア最前線	坂井かをり
人はなぜ太るのか	岡田正彦
児童虐待	川﨑二三彦
生老病死を支える	方波見康雄
認知症とは何か	小澤勲
鍼灸の挑戦	松田博公
障害者とスポーツ	高橋明
障害者は、いま	大野智也
生体肝移植	後藤正治
放射線と健康	舘野之男
定常型社会 新しい「豊かさ」の構想	広井良典
日本の社会保障	広井良典
血管の病気	田辺達三
医の現在	高久史麿編
居住福祉	早川和男
高齢者医療と福祉	岡本祐三
看護 ベッドサイドの光景	増田れい子
信州に上医あり	南木佳士
自分たちで生命を守った村	菊地武雄
医療の倫理	星野一正
腸は考える	藤田恒夫
体験ルポ 世界の高齢者福祉	山井和則
リハビリテーション	砂原茂一
指と耳で読む	本間一夫
村で病気とたたかう	若月俊一
音から隔てられて	入谷仙介 林瓢介編

宗教

- 高野山　松長有慶
- 密教　松長有慶
- マルティン・ルター　徳善義和
- 教科書の中の宗教　藤原聖子
- 『教行信証』を読む　親鸞の世界へ　山折哲雄
- 親鸞をよむ　山折哲雄
- 国家神道と日本人　島薗進
- 聖書の読み方　大貫隆
- 寺よ、変われ　高橋卓志
- 日本宗教史　末木文美士
- 法華経入門　菅野博史
- イスラム教入門　中村廣治郎
- ジャンヌ・ダルクと蓮如　大谷暢順
- キリスト教と笑い　宮田光雄
- モーセ　浅野順一
- 蓮如　五木寛之
- 仏教入門　三枝充悳
- お伊勢まいり　西垣晴次
- 慰霊と招魂　村上重良
- 国家神道　村上重良
- お経の話　渡辺照宏
- 日本の仏教　渡辺照宏
- 仏教〔第二版〕　渡辺照宏
- 内村鑑三　鈴木範久
- 親鸞　野間宏
- 禅と日本文化　鈴木大拙　北川桃雄訳

心理・精神医学

- トラウマ　宮地尚子
- 自閉症スペクトラム障害　平岩幹男
- 自殺予防　高橋祥友
- だます心 だまされる心　安斎育郎
- 痴呆を生きるということ　小澤勲
- 〈こころ〉の定点観測　なだいなだ編著
- 純愛時代　大平健
- やさしさの精神病理　大平健
- 豊かさの精神病理　大平健
- 快適睡眠のすすめ　堀忠雄
- 精神病　笠原嘉
- 生涯発達の心理学　高橋惠子　波多野誼余夫
- 心病める人たち　石川信義
- コンプレックス　河合隼雄
- 日本人の心理　南博

岩波新書より

自然科学

人物で語る数学入門	高瀬正仁
高木貞治 近代日本数学の父	高瀬正仁
桜	勝木俊雄
エピジェネティクス	仲野徹
算数的思考法	坪田耕三
地球外生命 われわれは孤独か	長沼毅 井田茂
科学者が人間であること	中村桂子
富士山 大自然への道案内	小山真人
近代発明家列伝	橋本毅彦
川と国土の危機 水害と社会	高橋裕
適正技術と代替社会	田中直
四季の地球科学	尾池和夫
地下水は語る	守田優
キノコの教え	小川眞
宇宙から学ぶ ユニバソロジのすすめ	毛利衛
宇宙からの贈りもの	毛利衛
心と脳	安西祐一郎
職業としての科学	佐藤文隆
宇宙論への招待	佐藤文隆
津波災害	河田惠昭
太陽系大紀行	野本陽代
偶然とは何か	竹内敬
ぶらりミクロ散歩	田中敬一
超ミクロ世界への挑戦	田中敬一
冬眠の謎を解く	近藤宣昭
人物で語る化学入門	竹内敬人
ダーウィンの思想	内井惣七
宇宙論入門	佐藤勝彦
タンパク質の一生	永田和宏
疑似科学入門	池内了
ウナギ 地球環境を語る魚	井田徹治
数に強くなる	畑村洋太郎
人物で語る物理入門 上・下	米沢富美子
宇宙人としての生き方	松井孝典
私の脳科学講義	利根川進
木造建築を見直す	坂本功
市民科学者として生きる	高木仁三郎
科学の目 科学のこころ	長谷川眞理子
地震予知を考える	茂木清夫
水族館のはなし	堀由紀子
生命と地球の歴史	丸山茂徳 磯﨑行雄
生命の起原と生化学	オパーリン 江上不二夫編
量子力学入門	並木美喜雄
科学論入門	佐々木力
相対性理論入門	内山龍雄
ブナの森を楽しむ	西口親雄
細胞から生命が見える	柳田充弘
摩擦の世界	角田和雄
からだの設計図	岡田節人
孤島の生物たち	小野幹雄
大地動乱の時代	石橋克彦
日本酒	秋山裕一

岩波新書より

日本列島の誕生	平　朝彦
生物進化を考える	木村資生
大地の微生物世界	服部　勉
馬は語る	沢崎　坦
花と木の文化史	中尾佐助
栽培植物と農耕の起源	中尾佐助
宝石は語る	砂川一郎
動物園の獣医さん	川崎　泉
星の古記録	斉藤国治
宇宙と星	畑中武夫
分子と宇宙	木原太郎
物理学とは何だろうか　上・下	朝永振一郎
数の体系　上・下	彌永昌吉
人間であること	時実利彦
植物たちの生	沼田　真
動物と太陽コンパス	桑原万寿太郎
アラビア科学の話	矢島祐利
科学の方法	中谷宇吉郎
日本の地形	貝塚爽平
数学の学び方・教え方	遠山　啓
数学入門　上・下	遠山　啓
無限と連続	遠山　啓
原子力発電	武谷三男編
物理学はいかに創られたか　上・下	アインシュタイン　インフェルト　石原　純訳
零の発見	吉田洋一

岩波新書より

環境・地球

異常気象と地球温暖化	鬼頭昭雄
エネルギーを選びなおす	小澤祥司
欧州のエネルギーシフト	脇阪紀行
グリーン経済最前線	井田徹治　末吉竹二郎
低炭素社会のデザイン	西岡秀三
環境アセスメントとは何か	原科幸彦
生物多様性とは何か	井田徹治
キリマンジャロの雪が消えていく	石弘之
地球環境報告	石弘之
地球環境報告Ⅱ	石弘之
酸性雨	石弘之
イワシと気候変動	川崎健
森林と人間	石城謙吉
世界森林報告	山田勇
国土の変貌と水害	高橋裕
地球の水が危ない	高橋裕
地球持続の技術	小宮山宏
山の自然学	小泉武栄
山への挑戦	堀田弘司
地球温暖化を防ぐ	佐和隆光
地球環境問題とは何か	米本昌平
水俣病は終っていない	原田正純
水俣病	原田正純

情報・メディア

鈴木さんにも分かるネットの未来	川上量生
世論調査とは何だろうか	岩本裕
NHK〔新版〕	松田浩
震災と情報	徳田雄洋
デジタル社会はなぜ生きにくいか	徳田雄洋
メディアと日本人	橋元良明
本は、これから	池澤夏樹編
インターネット新世代	村井純
インターネット	村井純
ジャーナリズムの可能性	原寿雄
ITリスクの考え方	佐々木良一
ユビキタスとは何か	坂村健
ウェブ社会をどう生きるか	西垣通
IT革命	西垣通
報道被害	梓澤和幸
メディア社会	佐藤卓己
現代の戦争報道	門奈直樹
未来をつくる図書館	菅谷明子
メディア・リテラシー	菅谷明子
インターネット術語集Ⅱ	矢野直明
広告のヒロインたち	島森路子
フォト・ジャーナリストの眼	長倉洋海
戦中用語集	三國一朗
職業としての編集者	吉野源三郎